느슨하게 사는 연습

스트레스에 지친 내 몸과 마음을 쉬게 하는 셀프 이완 명상

느슨하게 사는 연습

초판 1쇄 인쇄일 2017년 11월 23일
초판 1쇄 발행일 2017년 11월 27일

지은이 김정훈 김계화 김진진 문희강 민은기
    설영옥 이경자 이다인 장일상 최은례
펴낸이 양옥매
디자인 표지혜 송다희
교정 조준경

펴낸곳 도서출판 책과나무
출판등록 제2012-000376
주소 서울특별시 마포구 방울내로 79 이노빌딩 302호
대표전화 02.372.1537   **팩스** 02.372.1538
이메일 booknamu2007@naver.com
홈페이지 www.booknamu.com
ISBN 979-11-5776-498-3(03510)

이 도서의 국립중앙도서관 출판시도서목록(CIP)은 서지정보유통지원 시스템
홈페이지(http://seoji.nl.go.kr)와 국가자료공동목록시스템
(http://www.nl.go.kr/kolisnet)에서 이용하실 수 있습니다.
(CIP제어번호 : CIP2017031114)

스트레스에 지친 나를 위한 이완 명상

느슨하게
사는 연습

| 김정훈 외 지음 |

책과나무

"쉴 시간이 없을 때,
바로 그때가 쉬어야 할 시간이다."

- 시드니 해리스

백 세 시대에 중요한 것이 있다면 마음의 건강이고, 그 출발점은 스트레스를 잘 관리하는 것에서부터 시작된다. 인생에서 성공하기 위해서는 스트레스를 잘 관리해야 하고, 이러한 스트레스 관리가 습관화되어야 한다.

스트레스는 만병의 근원으로, 너무 많이 쌓이면 몸과 마음에 심각한 상처를 입힌다. 요즘 여기저기에서 "열받아 못살겠다.", "뒷골이 당긴다."라고들 하는데, 한마디로 스트레스를 받았다는 얘기다. 스트레스를 받게 되면 심장이 벌렁거리고 두통도 생기며 입맛도 없고 가슴은 답답해지고 혈압도 상승해 뇌졸중으로 사망하는 사태까지 가기도 한다.

과중한 업무, 인간관계에서 오는 갈등이 스트레스를 증가시킨다는 연구 결과도 있다. 경제적으로 힘들어 스트레스를 받기도 하고, 출퇴근길에 교통 체증으로 스트레스를 받으며, 취직 시험에 합격해야 한다는 강박관념 등이 스트레스가 되기도 한다. 이렇듯 스트레스란 여러 가지 요인에 의해 일어나는 신체 반응을 말한다.

스트레스가 일으키는 신체 반응은 내분비계, 면역계, 심혈관계에 나쁜 영향을 미쳐 질병을 일으키고 노화를 촉진시킨다. 또한 만성 스트레스는 뇌졸중, 암, 심장병, 위궤양의 위험인자인 동시에 돌연사의 원인인 심근경색을 일으키기도 한다.

이렇게 각박한 세상에서 스트레스를 안 받거나 좀 덜 받고 살 수는 없는 걸까? 한스 셀리에박사는 "적당한 스트레스가 없으면 인간은 멸망한다. 어떤 사람으로부터 스트레스를 완전히 제거하면 사람은 무능해진다."라고 스트레스의 긍정적인 면을 말했다. 사람에게 스트레스가 전혀 없으면 발전하려는 욕구도 없으며, 나태해지고 무료해진다는 것이다. 스트레스는 나쁜 면도 있는 반면 적당한 스트레스는 어느 정도 필요하다고 할 수 있다.

이처럼 스트레스는 잘 쓰면 자극이 되기도 하고, 잘못 쓰면 극약이 되기도 한다. 따라서 스트레스를 적절히 활용하는 것은 반드시 필요하다. 자신을 건강하게 만들고 싶다면, 그리고 자신이 하는 일에서 성과를 내고 싶다면, 스트레스를 잘 관리해야 한다.

살아 있는 한 스트레스는 언제나 나와 함께한다는 사실을 인지

해야 한다. 경쟁에서 살아남기 위해 노력하듯이 위기가 닥쳤을 때 스트레스에서 자신을 방어하기 위해 다양한 방법을 미리 알아야 한다. 이 책은 스트레스의 본질부터 스트레스에 대처하는 방법, 스트레스를 최대한 완화하는 기술, 그리고 스트레스 관리 노하우를 담고 있다. 실제 생활 속에서 활용할 수 있는 방법을 풍부하게 실었다.

스트레스 때문에 고민하는 직장인. 주부, 심리상담사, 교사, 취업준비생, 수험생, 사회복지사, 요양보호사, 의사, 간호사, 인사관리담당자 등 모든 사람들에게 해결 방법을 자신 있게 권하는 바이다. 이 책으로 현대인들이 좀 더 행복해질 수 있기를 바라는 마음이다.

_____ 2017년 11월

김정훈

조금 더 깊게
이완하기

PART 4

이완의 완성,
실전 기술

PART 1

이완의 시작,
스트레스 깨닫기

스트레스란?

❀ 스트레스의 어원

스트레스의 어원은 '팽팽하게 죄다'를 뜻하는 'stringer'에서 유래한다. 이 어원은 스트레스를 경험할 때 느끼는 느낌이나 근육의 긴장을 잘 반영하고 있다.

스트레스란 스트레스원으로부터 어떤 문제가 발생했을 때, 즉각적·생리적·심리적·신체적 복원작용을 일으키는 과정을 의미한다. 그렇다면 스트레스는 왜 생길까?

우리 뇌는 무언가 두려운 것을 만났다고 판단되면 체내 호르몬선에서 높은 생리적 각성 상태를 일으키는 호르몬을 생산하라는 지시를 내린다. 대처할 준비 태세를 갖추도록 도움을 주는 것이다. 이를 순서대로 정리하면, 다음과 같다.

위험 자각 → 화학물질 분비 → 적혈구수 늘고, 근육활기, 혈압 상승, 심장박동 빨라짐, 혈액순환 활발

스트레스 유발 호르몬이 있는데, 코티졸이다. 코티졸은 환경을 인식하고 시력과 청력을 향상시키고 근육을 잘 움직이도록 도움을 주는 호르몬이다. 연구에 의하면, 성공하거나 소득이 높은 사람들이 코티졸을 더 많이 분비한다고 한다.

❖ 마음과 몸은 어떻게 상호 작용하는가

몸은 스트레스를 의식적인 마음이 알기 전부터 나타내 준다. 먼저, 스트레스를 경험할 때 몸은 반드시 긴장된다. 반대로, 스트레스가 풀리면 긴장은 사라진다. 근육의 긴장은 스트레스를 받고 있다는 몸의 방식이다. 이러한 신체 자각은 스트레스를 알아차리고 감소시키기 위한 첫 번째 단계이다.

특별한 신념이나 태도를 가진 사람들은 만성 근육긴장과 특정 근육근을 수축하는 경향을 보인다. 예를 들어, 분노를 표현하는 것은 나쁘다고 믿는 여성은 만성 목 긴장과 통증을 보이기 쉽다. 그리고 미래에 대한 불안을 겪는 남성은 만성 위장 문제에 시달리게 된다. 만성 근육긴장은 모든 수축된 근육 움직임 방해로 인한 소화 작용 방해, 자기표현 제한, 에너지 감소로 이어진다.

스트레스는 왜 문제 되는가

❖ 스트레스에 반응하는 몸

스트레스는 주변 환경에 있는 하나의 자극을 뭔가 위협적이라고 해석하는 데서부터 시작한다. 뇌는 듣기, 보기, 만지기 등의 모든 감각 전부가 관여하고 통합시킨다. 결과로 편도체, 시상하부, 뇌하수체가 활성화된다. 편도체와 시상하부는 공포, 스트레스에 관여한다.

뇌하수체는 부신피질 호르몬은 부신을 자극하여 스트레스 호르몬을 분비시킨다. 이렇게 분비된 호르몬은 몸 안을 돌면서 몸이 적당한 반응을 할 수 있도록 준비시킨다. 에피네프린은 심장박동수와 혈압을 증가시키고, 코르티솔은 스트레스인자에 맞서 필요한 에너지의 연료가 되는 혈당을 증가시킨다. 포도당 합성, 지방과 단백질, 탄수화물 대사를 도와준다.

만성 스트레스는 우리 몸의 여러 기관에 영향을 줌으로써 우리를 우울하게 만들고, 통증과 구토, 어지럼증, 빠른 심장박동, 피곤을 야기하며, 면역시스템을 억압한다. 또한 스트레스는 정서적이고 정신적인 반응을 불러일으킨다. 정상적 상황에서 전두엽피질은 실재와 비실재를 구분하고, 생각과 집중을 유지하고, 적합하지 않은 생각을 제어하고, 정서를 조절하는 일을 한다. 그러나 스트레스를 받는 상황에서는 다른 뇌 부위의 역할이 강해진다.

편도체는 시상하부와 뇌간에 있는 스트레스 경로를 활성화시킴으로써 그 경로가 전두엽피질의 조절 작용을 멈추게 하고, 인지적으로 조절되는 행동 대신에 습관적 반응을 더 잘 일으키도록 변화시켜, 사색적이고 조절된 것에서 정서적으로 움직여진 방사적인 것으로 바꾸어 준다.

❊ 스트레스와 약물 사용

스트레스는 약물을 시작하게 만들거나 약물로 다시 돌아가게 하는 원인이 될 수 있다. 약물 사용이 장기간 중단된 후라도 스트레스가 약물 사용 재발을 촉진·악화시킬 수 있다. 약물을 피하려고 노력하는 중의 금단증상 역시 스트레스이지만, 여기에 또 다른 스트레스가 겹치면 과부하가 걸리게 되어 결

과적으로 약물 섭취가 재발된다. 외상 후 스트레스장애를 가
진 사람들은 특히 부가적 스트레스가 위험할 수 있다. 스트레
스는 약물 사용의 중요한 요인이지만, 잘 다룰 수 있고 치료될
수 있어 부분적으로 통제가 가능하다.

생애 초기 스트레스

생애 초기 스트레스가 나머지 삶에 영향을 미친다.

생후 2주간 하루에 어미와 15분씩 분리시킨 새끼 쥐보다, 3시
간씩 분리시킨 새끼 쥐들이 성체가 된 후 알코올 선호도와 섭
취량이 더 높았다.

매일 8시간씩 8일 동안 어미와 분리시켰던 쥐들이 분리시키
지 않았던 쥐보다 성체가 된 후 코카인에 더 민감한 반응을
보였다.

낮은 사회적 지위는 종종 폭력, 재정문제, 나쁜 건강, 불명예, 패배감, 열등감, 불안, 우울 등으로 특징지어지고 이 모든 것들은 스트레스 인자들로, 약물에도 취약할 수 있다. 반대로 높은 사회적 지위는 스트레스를 줄이고 약물 취약성도 낮출 수 있다. 이러한 결과는 동물 연구를 통해 입증된다.

원숭이 20마리를 1년간 개별 사육한 후 4마리씩 5집단을 만들어 사회적 지위를 형성하도록 만들었다. 지배적 위치의 원숭이들은 도파민 수용체 수준이 전보다 증가되었고, 코카인도 더 적게 섭취하였다. 그러나 종속적 위치의 원숭이들은 도파민 수용체의 수준이 이전과 변화가 없었고, 코카인을 지배적 위치의 원숭이보다 더 많이 섭취하였다.

이와 같은 실험 결과는 스트레스와 같은 감각자극의 입력은 뇌 안의 신경전달물질 시스템을 활성화는 경로 변경을 만들어 낼수 있음을 시사한다. 그리고 사회적 실패는 약물 사용을 부추긴다.

두 마리의 수컷 쥐를 일정한 조건하에 함께 두면, 그중 한 마

리는 상대 쥐에 대해 복종하거나 패배를 인정하는 태도를 취한
다. 실패를 경험한 쥐는 그렇지 않은 쥐와 다른 행동을 한다.
예를 들어, 덜 탐구하고, 덜 활동적이고, 먹이 찾는 일과 일
자체를 더 적게 하고, 생식 행동도 덜 한다. 그러나 코카인 등
의 약물을 쉽게 섭취한다.

❀ 환경과 약물 사용의 관계
기분 좋게 하는 풍부한 환경은 약물 사용의 취약성을 줄일까?

[연구]

보통 표준 크기의 사육 상자에 먹이와 물을 제공한 쥐 집단과
표준보다 큰 사육 상자에 먹이 외에 여러 장난감들을 자주 바
꿔 주는 좋은 환경에서 사육한 쥐를 30일 후 비교했을 때, 자
극이 풍부한 환경에 있던 쥐들이 코카인 탐색 횟수와 스트레
스로 유도된 약물 섭취가 감소되었다. 코카인을 이미 경험했
던 동물도 중독관련 행동이 줄거나 아예 없어졌다. 약물에 노
출한 적이 없이 풍부한 환경에서 사육된 동물의 유전자 발현을
조사해 보니, 시냅스전달, 단백질 생산, 세포구조, 신진대사
등에 관여하는 단백질 유전자들에 많은 변화가 있었다.

스스로 스트레스를 깨닫는 연습, 스트레스 자각

❈ 내 마음과 바깥 세계 구분하기

스트레스를 깨닫는 것은 먼저 내 마음과 바깥 세계를 구분 짓는 것에서부터 시작한다. 자신의 내적 세계와 외적 세계 사이를 분리시키고 내적 세계와 외적 세계 사이의 실제 차이를 평가하도록 하기 위한 방법을 아래와 같이 정리해 보았다. 하루 중 편한 시간에 사용하면 좋다.

■ 주의를 외부세계에 집중해 보세요. '나는 ~을 자각한다.'와 같은 문장으로 시작해 보세요. 예를 들어 '나는 창문 밖에 차가 지나다니고, 종이가 움직이며, 커피가 끓고, 산들바람이 불어오고, 블루카펫이 깔려 있음을 자각한다.'
■ 우리가 주위에 있는 모든 것들을 자각하게 된 후, 주의를 자

신의 신체와 신체감각, 즉 자신의 내적 세계로 초점을 전환시켜 보세요. 예를 들어 '나는 따뜻하고, 나의 위장이 꽐꽐 소리를 내며, 목이 굳어 있고, 코가 간질거리며 발에 경련이 일어나고 있음을 자각하고 있다.'

■ 내적 자각과 외적 자각 사이를 왕복해 보세요. 예를 들어, '나는 의자가 엉덩이와 닿아 있고, 램프에서 나오는 노란 원 모양의 빛이 있고, 어깨를 둥글게 구부리며, 베이컨 냄새가 난다는 것을 자각한다.'

❀ 신체 살펴보기

눈을 감고, 내 발가락부터 시작해서 몸의 위쪽으로 이동해 보면서 신체를 살펴보는 실습이다. "나는 어디가 긴장되어 있는가?"를 스스로 물어보면서, 몸의 긴장된 부분을 발견할 때마다 그것을 내가 알아차릴 수 있도록 조금씩 과장해 보는 연습을 해 보자.

예를 들어, 스스로에게 "나는 목 근육이 긴장되어 있어. 나는 내 자신을 상처 입히고 있어. 나는 내 몸에 긴장을 만들고 있어."라고 말해 보자. 모든 근육의 긴장이 자기가 만들어 내고 있다는 것에 주목하는 것이다. 또 어떤 상황에서 내 몸의 긴장을 내가 유발하게 할 수 있고, 그것을 스스로 바꿀 수도 있음을 알게 될 것이다.

✿ 몸을 내려놓기

■ 평평한 곳에 편안하게 누워 보세요. 발을 바닥에 평행이 되게 하며 위로 향하도록 하고 눈을 감아 보세요. 그리고 스스로 편안한지 확인해 보세요.

■ 먼저 호흡을 자각해 보세요. 공기가 나의 코, 입, 그리고 폐를 통해 내 목으로 이동하는 것을 느껴 보세요.

■ 자신의 몸에 집중하고, 모든 부분이 자신의 자각 속으로 들어오도록 해 보세요. 어떤 부분이 자각 속에 첫 번째 들어오나요? 또 어떤 부분이 덜 느껴지나요? 내 신체의 어떤 부분은 쉽게 느껴지고 어떤 부분은 거의 느껴지지 않나요? 내 몸의 오른쪽과 왼쪽 간에 어떤 차이가 있나요? 이때 지금 나의 어떠한 신체적인 불편감을 느끼고 있다는 것을 알게 됩니다.

■ 스스로 불편감을 자세하게 기술할 수 있을 때가지 이 불편감을 자각해 보새요. 이 불편감 때문에 통증, 우울감, 짜증, 긴장 등 무엇이 일어나는지에 집중해 보세요. 그것은 변화할 것입니다.

■ 내 몸에 어떠한 긴장이나 불편감이 남아 있는지 조사해 보고, 그것을 발산해 보세요. 몸이 익힐 수 있도록 5~10분 동안

계속해 보세요.

❀ 나만의 스트레스 자각일지 쓰기

어떤 유형의 스트레스 사건은 종종 특징적인 증상을 만든다.
이런 이유 때문에 스트레스에 대한 반응으로 나타난 증상들뿐
만 아니라 스트레스 사건을 기록하는 것은 유용하다. 또한 스
트레스 사건이 발생한 시간과 스트레스와 관련될 수 있는 신체
적 혹은 정서적인 증상에 주목한다. 이것은 특정 스트레스가
어떻게 증상을 초래하는지를 확인하게 해 준다.

(1) 스트레스자각 일지 활용 사례

시간	스트레스 사건	증상
10:00	맨날 늦는 직원이 또 늦었다.	짜증, 숨이 가빠짐
10:50	그 직원이 오자마자 자신의 강의 준비에 바빠 자신 때문에 늦어진 회의에 참석하지 않았다.	분노, 우울, 얼굴이 화끈, 얼굴근육 마비
06:30	교사들이 신경 쓰지 않아 새로 온 아이가 30분 이상 혼자 앉아 있는 것을 확인	걱정, 가슴이 답답함

⑵ 스트레스 자각일지의 활용

이러한 신체 자각 연습을 이용하는 동안, 근육 긴장이 모이는 곳을 알게 되기 시작한다. 스스로 자각을 증가시킬 때, 자신이 찾아낸 긴장을 푸는 방법을 알 수 있다. 긴장을 완화시켜 감에 따라, 당신은 에너지와 행복감이 증가하는 것을 경험하게 될 것이다.

숨 쉬는 법부터 바꾸기, 호흡 자각

❧ 스스로의 호흡을 느끼는 법

(1) 호흡 연습의 효과

일반화된 불안장애, 공황발작과 광장 공포증, 우울, 근육긴장, 두통, 피로 감소에 효과가 있음이 밝혀진바 있다. 호흡 자각은 차가운 손과 발 치료와 예방에 도움을 준다.

(2) 호흡 자각 방법

■ 눈을 감고 허리를 바르게 하고 배에 오른손을 얹은 다음, 주의를 집중하면서 가슴에 왼손을 얹어 보세요.

■ 호흡에 변화를 주려고 시도하지 말고, 다만 내가 호흡하고 있는 방법에 주의를 기울이세요. 숨을 들이쉴 때 가슴에 얹은

손인지, 배에 얹은 손인지, 어떤 손이 더 올라가는가를 감지할 수 있을 것입니다.

✿ 복식 호흡과 횡경막 호흡

■ 바닥에 깔개나 담요 위에 '죽은 사람'처럼 반듯하게 누워 보세요. 다리는 약간 벌린 채 곧게 뻗고, 발끝은 편안하게 밖으로 향하고, 양팔은 몸에 닿지 않게 곧게 뻗은 다음, 손바닥은 위로 향하게 하고 눈을 감아 보세요.

■ 호흡에 주의를 기울인 다음, 내 숨을 들이쉬고 내쉴 때, 보다 더 올라오고 떨어지는 것 같은 지점에 손을 얹어 보세요.

■ 천천히 배에 양손 또는 책을 한 권 얹고서, 호흡을 따라가 보세요. 숨을 들이쉴 때마다 배가 어떻게 올라오고, 내쉴 때마다 어떻게 내려가는지 주의를 기울여 보세요.

■ 코로 호흡을 해 보세요.

■ 만약 복부로 호흡하는 것이 어렵다면, 숨을 내쉴 때 복부를 손으로 누르고 들이쉴 때 배로 손이 밀쳐질 때까지 들이쉬어 보세요.

■ 복부와 가슴이 조화롭게 움직이는지, 아니면 경직되어 있는지가 느껴질 것입니다.

❋ 심호흡

■ 바닥에 담요를 깔고 누워 보세요. 무릎을 구부리고, 발끝이 약간 바깥으로 향하게 돌리고 발을 20㎝ 떼어 놓아 보세요. 주의할 점은 반드시 척추를 곧게 세우세요.

■ 긴장 상태에서의 몸을 자세하게 살펴보세요.

■ 한 손은 복부에, 다른 한 손은 가슴에 놓아 보세요.

■ 복부가 손을 밀어 올릴 때까지, 코로 천천히 깊게 평안함을 느끼는 만큼 숨을 들이쉬어 보세요. 이때 가슴은 조금 움직이고, 복부만 움직여야 합니다.

■ 가볍게 미소 지은 채 평온함을 유지하고 이완하면서, 그리고 부드럽게 부풀게 하는 것처럼 바람 같은 움직이는 소리로, 코로 들이쉬고 입으로 내쉬어 보세요. 입과 혀와 턱이 이완될 것입니다. 복부를 올리고 떨어뜨리는 길고, 느리며, 깊게 호흡하세요.

■ 하루에 한 번 내지 두 번, 약 5분 내지 10분 정도 심호흡을 계속하세요. 그러면 당신이 좋아하기만 한다면, 점차 20분으로 늘어날 것입니다.

■ 잠시 시간을 갖고 한 번 이상 긴장에 대한 당신의 몸 상태를 살펴보세요.

❋ 이완을 위한 기본 호흡

■ 팔과 다리는 포개지 말고 풀고, 척추를 곧게 하면서 편안한 자세로 앉거나 누워 보세요.

■ 복부 안으로 깊게 호흡하고, 숨을 내쉬기 전 잠시 멈추어 있어 보세요.

■ 숨을 내쉴 때, 가만히 "하나"하고 세어 보세요. 숨을 들이쉬고 내쉬기를 계속하면서, 각각 내쉼을 "두울, 세엣, 네엣" 하고 세어 보세요.

■ 5분 내지 10분 동안 4번의 날숨을 세는 것을 계속하세요.

■ 이 호흡명상을 진행함에 따라, 호흡이 점차로 느려지고, 몸이 이완되고, 마음이 편안해지는 것에 주의를 집중합니다.

❋ 들숨 날숨만으로 긴장에서 벗어나기

■ 바닥에 발을 대고서 의자에 편안하게 앉아 보세요.

■ 복부로 깊게 숨을 귀고, 자신에게 "이완상태에서 호흡한다."라고 말해 보세요. 숨을 내쉬기 전에 잠시 멈추어 있어 보세요.

■ 복부에서 숨을 내쉬고, 자신에게 "긴장에서 벗어나 호흡한다."라고 말합니다. 숨을 들이쉬기 전에 잠시 멈추어 있으세요.

▪ 몸 안의 긴장을 자각하는 순간으로 각각의 들숨을 이용하세요.

▪ 긴장을 내보낼 수 있는 기회로 각각의 날숨을 이용하세요.

▪ 당신은 몸 안으로 이완이 들어오고, 긴장이 몸을 떠나는 것을 느끼기 위하여 상상을 이용하는 것이 유익합니다.

PART 2

느슨하게
살아가기 위한 연습

매일의 긴장을 털어 버리는 법

❦ 기본 이완 프로그램

(1) 기본 절차

■ 방해받지 않는 조용한 방에서 편안한 자세를 취하세요. 옷을 느슨하게 하거나 신발을 벗으셔도 좋습니다. 여러 번 천천히 깊이 호흡하면서 이완하기 시작하세요.

■ 이제 몸을 편안하게 이완시킨 상태에서 주먹을 쥔 채 손을 손목 안쪽으로 꺾으세요. 더 세게, 더 세게, 주먹과 팔뚝이 얼마나 긴장되었는지 느껴 보세요. 이제 이완하세요. 손과 팔뚝이 얼마나 느슨해졌는지 느껴 보세요. 이 느낌을 긴장된 느낌과 비교해 보세요. 만일 시간이 충분하다면, 최소한 한 번 이상 이것과 이후 절차들을 반복해 보세요.

■ 이제 팔꿈치를 구부리고 이두근을 긴장시키세요. 가능한 힘껏 긴장시키고 긴장감을 관찰해 보세요. 손을 늘어뜨리고 이완하세요. 차이를 느껴 보세요.

■ 머리로 주의를 돌리시고 가능한 세게 이마에 주름을 잡아 보세요. 이마와 두피에서의 긴장감을 느껴 보세요. 이제 이완하시고 부드럽게 하십시오. 이마와 두피 전체가 부드럽고 편안해졌다고 상상하세요.

■ 이제 눈살을 찡그리고 이마 전체에 퍼져 있는 긴장감에 주목하세요. 이제 눈살을 펴 보세요. 눈살이 다시 부드러워지게 하세요. 눈을 세게 감으세요. 더 세게, 눈을 이완하세요. 부드럽고 편안하게 눈을 감으세요.

■ 이제 입을 크게 벌리고 턱에서 느껴지는 긴장을 느껴 보세요. 턱을 이완하세요. 턱이 이완되면 입술이 살짝 벌어져 있을 것입니다. 긴장감과 이완감을 비교해 보십시오.

■ 이제 혀를 입천장에 대고 누르세요. 입 안쪽에서 느껴지는 통증을 느껴 보세요. 이완하십시오. 이제 'O'자 모양이 되도록 양 입술을 세게 모으세요. 입술을 이완시키세요. 이마, 두피, 눈, 턱, 혀, 그리고 입술에서 느껴지는 이완감을 느껴 보세요. 더욱더 이완하십시오.

■ 머리를 목 주위로 천천히 돌리면서, 머리가 움직일 때 긴장 부위도 이동됨을 느껴 보시고, 반대 방향으로 머리를 돌려 보

세요. 이완하시고, 머리가 편안한 바른 자세로 돌아오게 하세요.

■ 이제 양어깨를 올리세요. 양어깨가 귀에 닿을 정도로 어깨를 올리세요. 그대로 멈추세요. 어깨를 다시 내리고 목과 어깨로 퍼져 나가는 이완감을 느껴 보세요. 완전한 이완을 깊게, 더 깊게….

■ 이제 숨을 들이쉬어서 폐를 완전히 채우다가, 숨을 멈추세요. 긴장감을 느껴 보세요. 이제 숨을 내쉬고 가슴이 느슨해지게 하세요. 계속해서 이완하시고, 자유롭게 그리고 부드럽게 숨을 쉬세요. 매번 숨을 내쉴 때마다 근육에 있는 긴장이 빠져나가는 느낌을 느껴 보세요.

■ 다음으로, 배에 힘을 주고 그대로 유지하세요. 긴장감을 느껴 보세요. 이제 이완하세요. 손을 배 위에 올려놓으세요. 손이 위로 올라가도록 배로 숨을 깊게 들이쉬세요. 멈추세요. 그리고 이완하세요. 공기가 빠져나갈 때의 이완감과 비교해 보세요.

■ 이제 등을 가볍게 구부리세요. 몸의 나머지 부분은 가능한 이완 상태를 유지하세요. 등 아래쪽에서 느껴지는 긴장감에 집중하세요. 이제 이완하세요. 긴장감이 사라지게 하세요.

■ 엉덩이와 허벅지에 힘을 주세요. 이완하시고 차이를 느껴 보세요. 이제 다리를 곧게 펴고 긴장시키면서 발가락은 아래

쪽으로 구부리세요. 긴장감을 느껴 보세요. 이완하세요. 다리를 곧게 펴고 긴장시키면서 발가락이 얼굴 쪽으로 향하도록 구부려 보세요. 이완하세요.

■ 숨을 천천히 그리고 깊게 쉬면서 몸 전체에서 느껴지는 깊은 이완의 편안한 따뜻함과 나른함을 느껴 보세요. 아래쪽에서 위쪽으로 몸을 이완시키면서 몸에 있는 마지막 긴장까지도 내보내시면 더욱 이완하실 수 있습니다. 발을 이완하시고, 발목을 이완하시고, 종아리를 이완하시고, 정강이를 이완하시고, 무릎을 이완하시고, 허벅지를 이완하시고, 엉덩이를 이완하세요. 그 이완감이 배로 퍼지도록 등 아래쪽에 퍼지도록, 그리고 가슴으로 퍼지도록 하세요.

■ 더 깊이 이완되도록 하세요. 어깨에서 깊은 이완감을, 팔에서 깊은 이완감을, 그리고 손에서 깊은 이완감을 느껴 보세요. 더 깊이 이완하십시오. 목에서 느껴지는 느슨함과 이완감을… 턱에서 느껴지는 느슨함과 이완감을… 얼굴에서 느껴지는 느슨함과 이완감을… 두피에서 느껴지는 근육과 이완감을 느껴 보세요. 계속해서 천천히 그리고 깊게 숨을 쉬세요. 몸 전체가 편안하게 느슨해지고 이완되고 차분해지고 평안해집니다.

(2) 단축 절차

기본 절차를 숙달하고 나면, 근육을 신속하게 이완시키기 위해 다음 절차를 사용한다. 전체 근육군을 동시에 긴장시킨 후 이완시킨다. 앞에서처럼, 각 근육군을 5초에서 7초간 긴장시킨 후 15초에서 30초간 이완시키면서 각 절차를 최소 한 번 이상 반복한다. 긴장감과 이완감을 비교하는 데 주목해야 한다는 것을 잊지 말아야 한다.

■ 양손을 마주 잡은 채 주먹을 쥐고, 이두근과 팔뚝에 힘을 준다.(Charles Atlas 자세) 이완한다.

■ 시계 방향으로 한 바퀴 머리를 돌린 후 반대 방향으로 머리를 돌린다. 이완한다.

■ 얼굴에 있는 근육을 호두처럼 주름을 잡는다. 이마에 주름을 잡고, 눈을 가늘게 뜨고, 입을 벌리고 어깨는 구부린다. 이완한다.

■ 가슴으로 깊은 숨을 들이쉴 때 어깨를 뒤쪽으로 구부린다. 멈춘다. 이완한다. 밖으로 배를 내밀면서 숨을 깊게 들이쉰다. 멈춘다. 이완한다.

■ 다리를 곧게 펴고 발가락이 얼굴을 향하도록 뒤로 젖히면서 정강이에 힘을 준다. 멈춘다. 이완한다. 다리를 곧게 펴고 발가락을 구부리면서 종아리, 허벅지, 엉덩이에 힘을 준다. 이

완한다.

⑶ **특별 고려사항**

■ 이완 프로그램을 편하게 하기 위해 기본 절차를 녹음하였다면, 다음 근육 또는 근육군으로 넘어가기 전에 긴장감과 이완감을 느낄 수 있도록 각 절차 간에 적절한 시간을 두어야 한다.

■ 모든 이완 기법과 마찬가지로, 규칙적인 점진적 이완의 연습은 이완의 속도와 깊이를 향상시켜 줄 것이다.

■ 과도하게 힘을 주면 근육이나 척추 손상을 가져올 수 있으므로, 목과 등을 긴장시킬 때 주의한다. 또한, 발가락이나 발에 과도하게 힘을 주는 것도 근육 경련을 일으킬 수 있다.

■ 때로 이 기법에 익숙하지 않은 사람들은 서서히 긴장을 이완시키려는 오류를 범한다. 이렇게 느린 동작으로 긴장을 이완시키는 행동은 겉으로는 이완된 모습처럼 보이게 할지라도, 실제로는 그 자세를 유지하기 위해 긴장이 필요하다. 특정 근육에서 긴장을 이완시킬 때, 즉시 긴장을 풀어 주어야 한다. 근육에서 갑자기 힘을 빼야 한다.

■ 능동적인 근육 긴장법에 대하여 근육에 손상이 있거나 근육통이 매우 심한 사람들은 수동적인 근육 긴장법을 선호할 수도 있다. 그럴 경우 동일한 기본 절차에서 근육을 긴장시키라는

지시를 "○ ○ ○ 부분의 긴장감을 느껴 보아라."라는 말로 대체
하여 사용할 수 있다. 만일 특정 근육에서 긴장감을 느끼지 못
한다면, 약한 정도의 긴장감이 느껴질 만큼만 긴장하라. 이렇
게 미세하게 긴장하는 것은 일반적으로 눈에 띌 정도로 뚜렷하
지 않다.

▪ 먼저 조용한 장소에서 점진적 이완을 학습한 후에는, 하루
중 어느 때나 긴장을 느낄 때면 최소한 단축형이라도 점진적
이완을 사용할 수 있을 것이다.

❀ 명상

명상은 판단하지 않고 한 번에 하나의 대상에 주의를 집중시키
는 연습이다. 그 대상이 정확히 무엇인지는 상대적으로 중요
하지 않고 전통에 따라 다양하다. 많은 명상가들은 들이쉬고
내쉬는 자신의 호흡에 집중하는 것이 이완 상태에서 간편하게
주의를 집중시켜 준다는 것을 발견했다. 물론 당신은 어떠한
것이든 명상의 대상으로 사용할 수 있다.

명상의 핵심은 다른 생각을 전혀 하지 않고 단순히 하나의 대
상에 집중하는 것이 아니라, 그런 과정을 통해 주의 집중에 도
달하려는 데 있다는 사실을 이해하는 것이 중요하다. 마음의
본성은 집중 상태에 머물러 있길 원하지 않는다. 전형적인 명
상은 다음과 같은 과정을 거친다. 이 사례에서 명상가는 셋을

반복적으로 세는 과제를 선택하였다.

"하나⋯ 둘⋯ 그렇게 어렵지 않네. 하나⋯ 둘⋯ 셋⋯ 하나⋯ 나는 아무 생각도 하지 않을 거야. 하나⋯ 둘⋯ 어, 방금 다른 생각을 했네. 하나⋯ 둘⋯ 너무 힘들다. 하나⋯ 둘⋯ 셋⋯ 스스로에게 너무 엄했나? 하나⋯ 둘⋯ 이제 다른 생각을 하지 말자. 하나⋯ 둘⋯ 셋⋯ 하나⋯."

다른 생각을 알아차리고 다시 주의를 재집중하는 과정으로 구성되어 있는 이러한 순간적인 자각을 반복하게 되면, 시간이 지나 몇 가지 놀라운 깨달음을 얻게 될 것이다.

⑴ 명상할 때 기억해야 할 것들
▪ 마음이 감정의 대상이 아니라 어떤 다른 것을 생각하고 있을 때, 걱정하거나, 두려워하거나, 미워하는 것은 불가능하다.
▪ 머릿속에 떠오르는 모든 것에 대해 생각할 필요는 없다. 우리는 어떤 것을 생각할지 선택할 수 있는 능력을 가지고 있다.
▪ 외견상 다양해 보이는 마음의 내용은 실제로 몇 가지 단순한 범주로 분류될 수 있다. 미워하는 생각, 두려운 생각, 화나는 생각, 원하는 것에 대한 생각, 계획에 대한 생각, 기억 등이다.

■ 우리는 내가 이제껏 사는 동안 습관이 되어 버린 특정한 사고들을 가지고 있기 때문에 특정한 방식으로 행동한다. 그러한 습관적인 사고방식과 지각방식을 자각하면 이제까지의 우리의 인생에 대한 이들의 영향력도 사라지기 시작할 것이다.

■ 그 정서를 일으키는 사고의 내용이 아니라 우리 몸의 감각에 집중한다면 심지어 가장 강력한 정서도 다룰 수 있다.

■ 생각과 정서는 영원하지 않다. 이들은 몸과 마음속으로 들어왔다가 빠져나간다. 이들이 반드시 흔적을 남기는 것은 아니다.

■ 지금 현재 무엇이 발생하고 있는지 깨닫고 그것을 받아들이게 된다면, 인생에 대한 극단적인 고양감과 극단적인 불행감과 같은 정서적 반응은 사라질 것이다.

(2) 명상의 효과

1968년 Herbert Benson 박사와 동료들은 명상이 실제로 스트레스에 대한 생리적 반응에 어떤 효과를 내는지 알아보기 위한 시험을 하였다. 그 결과는 다음과 같다.

✓ 심박률, 호흡률이 느려진다.
✓ 산소 소모량이 20% 감소한다.
✓ 혈중 젖산 수준이 떨어진다. 스트레스를 받거나 피로할 때

이 수준은 상승한다.

✓ 이완의 지표인 전류에 대한 피부 저항이 4배 증가한다.

✓ 뇌파의 EEG 패턴에서 또 다른 이완 지표인 알파파의 활동이 증가한다.

Benson은 어떤 명상 훈련이든 다음과 같은 4가지 요인이 충족되면 이러한 생리적 변화가 동일하게 야기된다고 주장하였다.

✓ 비교적으로 조용한 환경

✓ 일정한 자극을 주는 정신장치

✓ 안락한 자세

✓ 수동적인 태도

⑶ 편안한 자세 취하기

오늘날 명상은 많은 사람들에게 집중감과 고요함을 주고 있다. 순간순간 새로운 선택을 하게 해 주고, 갈등을 줄여 주며, 민감한 반응을 줄여 줄 수 있다. 명상은 연습 시간에 비례하여 숙달도와 시간이 증가한다. 규칙적으로 한다면 이완 수준은 깊어지고, 주의는 더 안정된다. 다음 중 당신에게 편안한 자세를 선택하여 해 본다면 더욱 좋다.

- ✓ 의자에 앉아서 무릎을 편안하게 벌린다.
- ✓ 바닥에 책상다리를 하고 앉는다.
- ✓ 무릎을 꿇고 양 엄지발가락이 서로 닿게 모은다.
- ✓ 가부좌. 초심자에게는 적당하지 않다.
- ✓ 허리를 부드럽고 곧게 펴고 앉아서 턱을 약간 끌어당긴다.

⑷ 자신에게 집중하기

아래의 순서에 따라, 명상하기에 앞서 자신에게 집중하는 훈련을 해 보자.

[기초 다지기]

- ✓ 눈을 감고 방석이나 의자에 닿아있는 신체의 부분에 집중한다. 그곳에서 어떠한 감각이 느껴지는가?
- ✓ 당신의 몸끼리 닿아 있는 신체 부분에 집중한다.
- ✓ 몸이 공간을 차지하고 있는 방식에 주의를 집중한다.

[호흡하기]

- ✓ 눈을 감은 채, 몇 차례 깊게 숨을 쉬고, 호흡의 양상에 대해 주목한다.
- ✓ 공기가 들어왔다 나갈 때마다 복부가 확장하고 수축하는 느낌을 느껴 본다.

처음 시작할 때는 단 5분이 되더라도 편안할 때만 명상을 하세요. 반복하며 쉬워지면 자연스럽게 늘리고 싶은 마음이 들 것이다. 보통은 하루에 한 번이나 두 번 20분~30분 정도 명상을 하는 것으로도 충분하다.

⑸ 연습

다음과 같이 연습 5개 군으로 나눌 수 있다.

▪ 제1군: 세 가지 기본적인 명상법의 기재. 각각을 몇 번씩 해 본 후 가장 좋은 방법 택일한다.
▪ 제2군: 의도대로 근육을 이완시키는 기술을 개발하는 데 도움을 주는 명상 연습법이다.
▪ 제3군: 마음챙김법. 어느 곳에서건 실시할 수 있고 하루 중 어느 때에 스트레스를 받더라도 당신의 신체를 고요하게 만들어 줄 수 있다.
▪ 제4군: 제3군에서의 마음챙김법을 확장한다. 실생활에서 당신은 흔히 당신을 긴장하게 만드는 가벼운 통증, 귀찮은 일 또는 실망감 등의 느낌을 받을 것이다. 사소한 짜증나는 일이 있을 때 명상을 통해 이완감 느끼기를 연습함으로써, 인생에서 더 큰 짜증이 닥쳤을 때 더 쉽게 그것을 다루게 될 것이다.

■ 제5군: 이전에 경험했던 생각이나 정서를 붙잡고 싶은 당신의 마음 때문에 이완하기 어렵게 만드는 강박적인 사고와 느낌들을 어떻게 사라지게 하는지에 대하여 다루고 있다.

⑹ 3가지 명상법

만트라 명상, 정좌 명상, 호흡 세기 명상에 대해 알아보자.

■ 만트라 명상

보편적인 명상법이다. 시작하기 전, 좋아하는 한 단어나 음절을 선택한다. 많은 명상가들은 보편적 만트라인 '옴'을 사용하길 선호한다. 자세를 가다듬고, 규칙적으로 꾸준히 반복하고 만트라에 주의를 지속적으로 집중한다. 다른 생각이 들어도 인식한 후, 다시 만트라로 집중한다. 감각이 느껴진다면 감각을 인식한 후, 다시 만트라로 돌아온다. 저절로 리듬이 붙는다.

■ 정좌 명상

정좌 자세로 앉아서 호흡이 가볍게 오르내리는 데 집중하라. 들숨과 날숨, 호흡이 코나 입으로 들어오는 느낌이나 복부와 횡경막을 채우는 느낌에 집중하라. 다른 생각이 들면 호흡을 관찰하는 것에 집중한다. 다른 생각을 인정하고 주목한 후, 이름을 붙이고 두세 번 그 이름을 되뇌고 가볍게 넘겨보자. 예를

들어 "걱정, 걱정, 걱정이 있구나." 이는 당신이 그 다른 생각
에 집중하지 않게 해 준다.

■ 호흡 세기 명상
자세를 가다듬고, 호흡을 부드럽게 들이마시고 내쉬는 것이다.
억지로 복식 호흡을 하려 하지 말고, 각 호흡의 부분에 주의를
집중하라. 호흡이 잠시 멈추는 짧은 시간에 몸에는 어떠한 느
낌이 느껴지는지 주의를 집중해 보자. 숨을 내쉬면서 '하나'라
고 말한다. 매번 숨을 내쉴 때마다 세는 것이다. 하나, 둘, 셋,
넷…. 숫자를 중간에 잊어버렸으면 그냥 다시 시작하면 된다.
다른 생각이 떠올랐을 때 다른 명상법처럼 그냥 그 사실에 주목
한 후, 부드럽게 다시 호흡을 세는 과정으로 돌아간다. 자극 역
시 사라질 때까지 그 자극에 주의를 기울여 보자.

❋ 근육의 긴장 풀기

(1) 내적 탐색 또는 신체 살펴보기
이 연습은 신체의 각 부위를 개방하고 몸에 있는 긴장에 집중
한 뒤 흘려보내는 데 있다.
■ 호흡과 함께 가슴과 배가 오르락내리락하는 것을 자각하는

것으로부터 시작한다.

■ 발바닥에 주의를 집중한다. 어떠한 감각이든 현재 그곳에서 느껴지는 감각에 주목한다. 그 감각을 판단하거나 다르게 만들려 하지 말고 그냥 그 감각과 함께 있어 본다. 호흡이 발바닥으로 흘러 들어가는 것을 상상한다.

■ 이제 발에 집중한다. 이 부분의 어떤 감각이든 자각한다. 잠시 후 호흡이 발까지 흘러들어온다고 상상한다.

■ 조금씩 위로 올라오며 신체의 모든 부분에 대해 이러한 방식을 적용한다. 어떠한 감각이든지 그 부위에 존재하는 감각에 주목한 후 그 신체 부위로 숨을 들이쉬고, 다음 신체부위로 넘어갈 때 그 감각이 빠져나가게 한다.

■ 몸의 맨 위쪽에 도달하면, 긴장되거나 불편한 영역이 있지는 않은지 마지막으로 몸 전체를 살펴본다. 마치 고래나 돌고래처럼 머리 위쪽에 숨구멍이 있다고 상상한다. 머리꼭대기에서 숨을 들이쉬고 발바닥까지 숨을 보낸 후 다시 위쪽으로 내보낸다. 호흡이 긴장감이나 불편감을 씻도록 한다.

⑵ 밴드 움직이기

이 경험은 두 가지 다른 방식으로 연습될 수 있다. 다음의 두 방법을 모두 실시해 보고, 어떤 방법이 더 잘 맞는지 판단한 후 자신에게 맞는 방법을 시행해 보자.

[방법 1]

■ 자세를 가다듬는다. 스스로에게 집중하고 호흡을 깊게 몇 번 한다.

■ 약 8㎝ 너비의 밴드가 머리끝에 둘려 있다고 상상한다. 상상의 밴드에 의해 둘러진 머리의 부분에 주의를 집중한다. 이마에 긴장감과 감각이 느껴지는가? 그렇다면 그 긴장을 이완시켜 보자. 만일 다른 감각이 있다면, 그 감각에 집중한다.

■ 아래쪽으로 모두 내려오면서 다른 감각이나 긴장감이 느껴지는 때마다 "사라져라, 모두 사라져라."라고 속삭인다.

[방법 2]

■ 밴드를 몸 아래쪽으로 내리면서, 각 감각을 주의 깊게 경험하고, 긴장이 느껴지는 모든 부분에 주목한 후 그 긴장이 빠져나가도록 한다.

■ 밴드를 신속하게 몸 아래쪽으로 내려라. 밴드가 거쳐 지나가는 부분들에 대한 잠깐의 살펴보기를 통해 주의가 집중되면, 바로 다음 부분으로 움직인다. 연속하여 반복하면서 전체 부위에 대한 연습을 반복한다.

✤ 현재를 느끼기

스트레스의 많은 부분이 과거에 대한 생각 또는 미래에 대한 걱정으로부터 온다. 현재에 살고 순간 우리가 하고 있는 것에 주의를 집중할 때, 다른 것이 들어올 여지는 없다.

'마음챙김 명상'은 깊은 이완과 통찰 모두를 제공해 주는 이완 방법이다. 이는 계속되는 강박사고이든, 불편한 느낌이든, 외부 스트레스 원이든 또는 신체적 불편감이든 현재 존재하고 있는 것과 조화로운 관계를 맺으면서 존재하는 방식을 길러 준다. 내적 경험에 존재하는 것에 저항하거나 그것을 없애려 하지 않고 완전히 개방적이 됨으로써, 깊은 수용감과 현재 순간에서 더 완전히 쉴 수 있는 능력을 기를 수 있다. 마음챙김 훈련의 시작 단계에서 지금 현재에 대한 자각은 일반적으로 호흡에 대한 집중을 통해 길러진다.

명상 과정 동안 발생한 무언가와 마주쳤을 때, 부드럽고 비판단적이며 수용적인 태도를 취해야 한다. 만일 "아이고, 왼쪽 무릎이 정말로 아프네, 이 통증은 사라지지 않을 거야. 점점 더 악화될 거야." 등과 같이 당신이 스스로 그 감각에 이야기를 만들어 내지 말고, 단지 그 감각에 주목한 후 다시 원래 호흡으로 돌아와야 한다.

스트레스원에 직면했을 때, 고통을 이끄는 습관적 반응을 취하지 않는다. 그러기보다는 호흡하고, 잠시 멈추고, 어떻게 반응할지 새로운 선택을 한다. 그것이 더 건강한 생각, 이완, 통찰, 건강, 다른 사람과의 관계, 더 깊은 사랑을 가져다주는 선택을 위한 방법이다.

⑴ **통증 또는 불편감에 대한 마음챙김**

사람들은 일반적으로 통증, 아픔 또는 불편감을 차단하거나 회피하기 위해 그 부분의 주위에 견고한 긴장의 벽을 세움으로써 반응한다. 그렇지만 통증에 저항하면 할수록, 더 큰 상처를 입게 된다. 그리고 상처가 크면 클수록, 더욱더 그에 저항하려 한다. 이러한 악순환은 통증과 저항이 얽혀 만든 하나의 커다란 매듭을 만들고, 이는 극도로 풀기 어렵다.

통증에 대처하는 대안적인 방법은 그 주변을 부드럽게 만드는 것을 학습하는 것이다. 먼저 통증이 존재함을 인정한 후 그 경험을 그냥 받아들이는 것을 의미한다. 불편감을 느낄 때 스스로에게 훌륭한 간호사가 되어, 스스로의 손을 잡아 주고, 스스로에게 "잘될 거야."라고 말해 주며, 그런 후 당신 자신과 동정적인 대화를 나눈다.

고통에 덧붙여진 모든 긴장감에 주의를 기울여서는 안 된다. 그 말은 그 불편감이 얼마나 끔찍한지, 어떻게 움직여야 하는지, 어떻게 긁어야 하는지, 얼마나 참을 수 없는지 등의 생각에 주목은 하지만 그에 관심은 기울이지 않는 것을 의미한다.

다음 연습은 사소한 아픔에 대한 기본적인 방법이다. 연습해
본다면, 부드럽게 만들기 과정을 이해할 수 있을 것이다.

(2) 움직이지 않기

■ 자세를 가다듬고 스스로에게 집중하고 깊게 몇 번 호흡하라.

■ 미리 정해진 시간 동안 움직이지 않겠다가 스스로에게 약속
한 후 기본적인 명상을 시작하라.

■ 시간이 지남에 따라 깨닫지 못한 사이에 머리를 움직이거나
자리를 옮기고 있는 자신을 발견할 수도 있다. 그래도 괜찮다.
움직임에 주목하고 다시 명상으로 돌아가라. 실제로 몸을 움
직이기 전에 몸의 한 부분을 움직이고 싶은 마음이 든다는 사
실을 알게 될 것이다.

■ 움직이고 싶은 마음을 확인할 수 있다면 정확하게 원하는 것이
무엇인지에 초점을 맞추라. 의자에서 몸을 꿈틀거리고 싶은가?
그 불편한 감각을 정확하게 확인하라. 그러나 움직이지 마라.

■ 불편감에 집중하면서 그 주변을 부드럽게 만들어 보아라.
이완하라. 계속 이완하라. 호흡은 가능하면 아랫배 쪽으로 할
수 있도록 하라. 거기에서 어떠한 느낌이 느껴지는가? 잠시 그
느낌에 주목하고 머물러라.

■ 시간이 다되었으면 앉고 싶어 했던 자세를 취하도록 몸을
천천히 움직여라. 그 감각에 집중하라. 불편함이 바로 사라지

는가, 아니면 점차적으로 사라지는가? 어떠한 방식으로 몸이 더 나아지는가? 긴장감이 있다면 긴장감을 풀어라.

❧ 잡생각 비우기

이 고도로 구조화된 방법은 많은 문화에서 여러 형태로 발견된다. 당신은 사고, 느낌 및 지각의 흐름을 하나씩 그 의미나 다른 것과의 관계에 대해 생각하지 않고 수동적으로 관찰하게 된다. 이는 마음속에 떠오른 것이 무엇인지 알게 해 주고, 그런 후 그 생각을 사라지게 해 준다.

■ 자세를 가다듬고 스스로에게 집중하라. 깊게 몇 번 호흡하라.
■ 눈을 감고 깊은 수영장 바닥에 앉아 있다고 상상하라. 생각, 느낌 및 지각이 떠오르면 그것들이 거품인 것처럼 생각하고, 그 거품들이 위로 올라서 사라지게 하라. 내용은 생각하지 말고 그냥 올려 보내라. 내용에 관여만 하지 말고 그냥 거품이 있다는 것만 상상하고 관찰하라. 지나쳐 올라가는 것만 보아라.
■ 물속에서 거품을 상상하는 것이 불편하다면, 강물에 떠내려가는 나뭇잎을 상상해도 좋다. 그 나뭇잎이 생각, 느낌 및 지각이라고 생각하라. 또는 연기라고 생각해도 좋다.

두통, 뭉친 근육을 치유하는 스트레스 시각화

❧ 이완을 위한 시각화 접근

(1) 배경

이완을 위한 시각화의 접근 배경은 심상을 이용한 스트레스 감소로 방법으로, Emil Coue에 의해 보급되었다. 20세기 말, 긍정적인 생각을 이용해 신체적인 증상의 치료를 시작하였다. 심상의 힘은 의지적인 힘을 능가한다. 즉, 억지로 이완된 상태에 들어가기 어렵지만, 상상을 통한 이완은 가능할 수 있다.

Coue는 섬유성 종양, 결핵, 출혈, 변비와 같은 기질적인 질병들도 때로는 그 사람이 이러한 질병들에 의식을 집중시키기 때문에 더 악화되곤 한다고 주장하였다. 이렇듯 생각하는 모든 것은 현실화된다. 예를 들어, 상사가 소리치면 나는 배가 아프곤 한다고 예측하는 사람은 그가 자신의 그런 생각이 신체에 영향을 주고 있음을 알아야 한다는 것이다. 비참한 생각을 하면 지금 불행하다고 느낄 것이다. 불안한 생각을 하고 있다면 긴장하게 될 것이다. 이 불행과 긴장을 극복하기 위해 개인은 긍정적·치유적인 심상을 마음에 집중시킬 수 있다.

Carl Jung은 20세 초 "적극적인 심상"이라고 부르는 치료기법 사용하였다. 그는 환자들에게 어떤 목적이나 계획 없이 명상에 잠기도록 지시하였다. 심상은 환자들이 어떤 방해물 없이 주시하고 경험하는 의식에 이르게 한다. 후에 만약 원한다면, 환자들은 실제 질문하고 대화를 나누는 양식으로 심상과 의사소통할 수 있게 될 것이다. Jung은 사람들이 자신들의 풍부한 내적 삶에 감사하고, 스트레스 시에 치유적인 힘을 끌어올 수 있는 방법을 배울 수 있도록 돕기 위해 적극적 심상을 이용하였다.

Jung학파와 게슈탈트 치료가들은 마음속의 직관적이고 상상력이 풍부한 부분을 이용하는 몇몇 스트레스 감소기법을 고안하기도 하였다. Stephanie Matthews와 O.Carl Simonton는 1980년에 저서『Getting Well Again』을 통해 시각화를 활용한 암 환자 치료법을 소개하였다.

또 Jeanne Achteberg는 1985년『Imagery in Healing』이라는 저술을 통해, Bernie S. Siegel은 1086년『Love, Medicine, And

Airacles』라는 저서를 통해 심상치료를 소개하였다. 그리고
Shakti Gawain은 『Creative Visualization and Living in the Light』
를 통해 "시각화란 삶과 일상의 우발적인 사건들을 창조하는
에너지의 형태다. 마치 영화의 영사기가 텅빈 공백에서 세상
을 비추는 것과 같이, 모든 것은 에너지이며, 우리 마음이 우
리 세계를 창조한다."고 언급한다.

(2) 유효한 증상
두통, 근육 경련, 만성통증, 전반적인 또는 상황 특유적인 불
안을 포함한 많은 스트레스와 관련된 신체적인 질병을 치료하
는 데 효과적이다.

(3) 숙달 시간
증상 제거는 즉시 또는 단 몇 주의 연습으로 가능하다.

3가지 시각화의 종류

시각화에서 의식적으로 창조하는 시각화 또는 심리적인 감각
상으로 신체를 이완하도록 훈련할 수도 있고, 스트레스를 무
시하게 할 수도 있다.

(1) 수용적인 시각화

긴장을 풀고, 마음을 비우고, 모호한 장면을 그리며, 질문하고
반응을 기다리고 있다. "왜 나는 이완할 수 없지?", "사람들에
게 '아니다'라고 말할 수 없기 때문에", "나는 남편의 우울증과
당신을 분리시킬 수 없기 때문에"라는 응답이 의식 표면으로 떠
오를 것이다. 즉, 모호한 긴장 원인을 명확하게 해 준다.

(2) 프로그램 된 시각화

구체적으로 원하는 목표와 치료 방법을 상상한다. 예를 들어,
Harriet은 달리기 경주에 나가기 위해서 매일 그 코스에서의 프
로그램 된 시각화를 사용했는데, 언덕을 달려 올라갈 때는 압
박감을 느낄 것이며, 몇 마일을 달린 후에는 기진맥진하게 될
것이며, 결승선에선 전력을 다할 것이다. 마침내 그 경주를 하
게 되었을 때, 그녀는 동년배 그룹에서 최고 기록을 세웠다.

(3) 유도된 시각화

자세하게 한 장면을 시각화해서 잠재의식 또는 내적인 안내자
를 기다린다. 예를 들어, 지인은 정신적 긴장을 풀기에 좋은
특정한 장소, 즉 걸 스카우트와 가곤 했던 숲을 상상하고, 걸
스카우트의 지도자를 상상한다. 그 지도자는 제인에게 어떻게
이완할 수 있는지 묻고, 제인이 좋아하는 노래를 상기시키며,

때때로 긴장감을 느낄 때마다 그 노래를 부르라고 한다. 때로 오래된 농담을 상기시키고, 더 웃을 필요가 있다고 말한다. 때로 제인을 안아 주고 그녀가 사랑 받고 있음을 상기시켜 준다.

❀ 시각화 연습
효과적인 시각화를 위한 규칙은 다음과 같다.

- 옷을 느슨하게 하고, 조용한 장소에 누워 부드럽게 눈을 감는다.
- 몸 구석구석을 살펴보며, 특정한 근육의 긴장을 찾아 이완시킨다.
- 정신적인 감각상을 형성하고 모든 감각을 동원한다.
예) 시 · 청 · 후 · 촉 · 미각을 사용하여, 나무가 있는 푸른 숲과 파란 하늘, 하얀 구름, 발치에 있는 솔잎을 보고 있다고 상상한다. 그리고 거기에 소리를 더하라. 바람 소리, 물소리….
- 확언을 사용한다. 지금 이 순간 이완할 수 있다는 당신의 능력을 확인하고 짧고 긍정적인 진술을 반복하라. "나는 이제 긴장에서 벗어나고 있다."와 같은 긍정적인 표현을 사용한다.
- 매일 3번씩 시각화를 사용한다. 시각화 연습은 아침과 저녁 잠자리에서 하는 것이 가장 용이하다.

❀ 기본적인 긴장과 이완 연습

(1) 눈 이완(손바닥 대기)

감고 있는 눈 위에 직접 손바닥을 대라. 눈꺼풀을 너무 세게
누르지 말고 모든 빛을 차단하라. 검은색을 보려고 노력하라.
다른 색깔들이나 상들이 보일지라도, 오로지 검은색에 초점을
맞추어라. 검은색을 생각해 내기 위해 심상을 이용하라. 검은
색을 생각하고, 검은색에 집중하는 이러한 방법을 2~3분 동안
계속하라. 손의 힘을 빼고 서서히 눈을 뜨면서 점차로 빛에 익
숙해지게 하라. 눈을 감고 뜨는 것을 조절하면서 근육이 이완
되었을 때의 감각을 느껴 보라.

(2) 은유적인 이미지

스트레스 주는 상황에 대한 심상을 시각화한 다음, 이완에 해
당하는 심상으로 그 상을 대체하라. 긴장된 근육에 긴장 이미
지를 적용한 후, 그것을 이완 이미지로 전개되도록 하라. 예를
들어, 목에 팽팽한 긴장이 있다면, 밧줄로 꽉 조이는 시각화를
해도 좋다. 그리고 "나는 내 마음대로 긴장을 풀 수가 있다."
와 같은 확언을 하면서 밧줄을 푸는 상상을 하며 이완 이미지
를 적용하라.
예를 들어, '빨간색 – 칠판에 분필 긋는 소리 – 암모니아 냄

새' 등은 이렇게 긴장 이미지에서 이완 이미지로 시각화하는 동안, 스트레스를 주던 심상들은 이제 서서히 이완되고 조화로운 것으로 창조되면서 부드러워지고 확장되고 희미해질 것이다.

즉, 빨간색은 희미한 파란색으로 희미해질 것이다. 분필 긋는 소리는 분필가루로 산산이 부서질 것이다. 암모니아 냄새는 레몬 냄새로 완화될 수 있을 것이다.

(3) 자신만의 특정한 장소를 창조하기

당신은 이완하기 좋은 특정한 장소를 상상할 수 있다. 당신만이 들어갈 수 있는 평온하고 안락하고 안전한 장소를 만들고, 전경·배경·중간지대를 세부적인 감각들로 채워라.

내적인 안내 또는 당신과 함께 편안하게 있을 수 있는 다른 사람을 위한 여지를 남겨두어라. 그 특정한 장소가 연못으로 통하는 길의 끝에 있을 수도 있다. 발밑에 풀밭이 있고, 연못이 아주 넓게 펼쳐져 있고, 멀리에는 산이 뻗어 있다. 당신은 그늘이 있는 곳에서 공기의 상쾌함을 느낄 수도 있다. 지빠귀가 노래를 부르고 있다. 태양은 연못에 밝게 빛나고 있다. 인동덩굴의 톡 쏘는 듯한 자극적인 향기는 달콤한 과즙으로 꽃 위를 윙윙거리며 날고 있는 벌들을 유인하고 있다.

이제 눈을 뜨고, 편안하게 이완된 상태를 즐기면서 잠시 그대로 머물러라.

⑷ 내적인 안내자를 만나기

내면의 안내자는 명확하고 설명을 잘해 주는 가상의 개인 또는 동물이어도 좋다. 이 존재가 당신을 내면의 지혜와 잠재의식에 연결시켜 준다. 내면의 안내자는 당신에게 어떻게 긴장을 풀고 편하게 쉴 수 있는지를 알려 줄 수 있고, 무엇이 스트레스를 야기하고 있는지 분명하게 밝혀 주고, 당신이 원할 때 언제나 당신만의 특별한 장소에서 당신만의 내적인 안내자를 만날 수 있다.

이완하고 편안하게 쉴 수 있는 방법을 보여 달라고 청해 보라. 사람마다 각각 내적인 안내자는 다르며, 서로 다른 특이한 방식으로 그들을 안내한다.

⑸ 음악 감상하기

음악 감상은 이완하고 편히 쉬는 가장 일반적인 이완 형태 중의 하나이다. 이완을 목적으로 음악을 듣고자 한다면, 당신에게 평온함을 주고 위로해 주는 음악을 선택하는 것이 중요하다. 30분 정도 방해받지 않고 혼자 있을 수 있는 곳을 찾고, 선택한 음악을 틀고 편안한 자세를 잡고 눈을 감아라. 마음속으로 긴장된 곳, 고통스러운 곳, 이완된 곳이 없는지 몸 안 구석

구석을 살펴보라.

음악에 주의를 기울이면서 당신 기분을 자각하라. 관련 없는
생각이 떠오르거든 음악에 집중하고 이완하고자 하는 당신의
목표를 상기하면서, 그것을 적어 놓고 버리라. "이완하고 편안
하다." 또는 "음악이 나를 이완시켜 준다."와 같은 확언을 중
얼거리라.

(6) **고려사항**

✓ 만약 당신에게 모든 감각을 이용하여 인상을 형성하는 데에
  어려움이 있다면, 먼저 가장 강한 감각을 사용하라.

✓ 하루에 3번 정도 반복하라.

✓ 자주 연습하라.

✓ 녹음테이프를 이용하라.

✓ 웃음을 기억하라.

✓ 창조력을 활용하라.

이틀 안에 효과를 느끼는 자기암시법

❖ 자기최면 배경

(1) 최면이란?

'최면'이란 용어는 수면을 뜻하는 그리스어로부터 유래한다. 최면과 수면의 유사점은 다음과 같다.

■ 무력감과 수동성이 동반되는 의식 폭의 제한이 있다.

■ 최면은 매우 이완이 되지만, 수면과는 달리 최면 동안 우리는 완전히 잃지는 않는다.

■ 최면 상태 동안, 우리는 주변에서 일어나는 일에 반응할 수 있다.

■ 정신 집중과 심상을 촉진시키기 위하여 일반적으로 눈을 감

은 채 최면이 수행되지만, 눈을 뜬 상태에서도 최면을 걸 수 있다.

■ 최면은 우리의 생각과 심상을 사실인 것처럼 경험하게 해준다.

■ 최면 동안 우리는 감동적인 소설이나 연극에 빠져들 때처럼, 그 순간 동안에는 아무런 의심도 하지 않게 된다.

■ 최면 동안 뇌전도(EEG)로 측정된 뇌파 패턴은 최면에 걸린 사람이 상상하고 있는 활동에 실제 참여하는 동안 발생하는 뇌파 패턴과 유사하다.

모든 최면 트랜스는 다음 요소들을 포함한다.

■ 행동의 감소와 이완. 최면에 걸린 사람은 근육 활동과 에너지 방출의 감소를 경험한다.

■ 팔과 다리의 강경증. 일종의 팔과 다리의 근육 강직으로 인하여, 팔과 다리가 놓여 있는 위치에서 움직이지 않고 그대로 있는 상태. 이는 때로 '납 파이프 효과'라고 불리기도 한다.

■ 단어를 액면 그대로 이해하기. 만일 최면 상태의 사람에게 "생일이 언제인지 말씀해 주실 수 있으세요?"라고 물어본다면, 그 사람은 "예."라고 대답할 가능성이 높다.

■ 주의 폭의 제한. 배경 소음을 들을 수는 있지만 중요하지 않

으므로 무시된다.

▪ 피암시성의 증가. 최면 상태의 사람에게 "나의 팔이 매우 무겁게 느껴집니다."라고 말해 주면, 실제로 무거운 감각을 느끼게 된다.

(2) 유효한 증상들

자기최면은 불면증, 가벼운 만성 통증, 두통, 신경성 틱과 진전, 만성 근육 긴장 및 가벼운 불안과 같은 증상들에 임상적으로 효과가 있다. 만성 피로에 대한 잘 알려진 치료법이기도 하다. 우리는 또한 긍정적 단어와 심상으로 개선될 수 있는 어떠한 주관적 경험(예를 들어, 예기 불안과 연관된 빠른 심박률, 손바닥의 식은땀 및 위경련)을 위해 자기최면을 사용할 수도 있다.

(3) 고려 사항

기질적 뇌 증후군이나 정신증으로 인한 혼란 상태에 있는 사람들, 심한 정신 지체가 있는 사람들 그리고 편집증적이거나 경계심이 지나친 사람들은 좋은 최면 후보자가 아니다.

(4) 숙달 시간

2일 안에 뚜렷한 이완 효과를 느낄 수 있다. 자기최면 기술을 숙달하기 위해서는, 일주일 동안 하루에 한 번씩 기본적인 최

면 유도법을 연습한다. 그런 후 자기만의 목적에 맞도록 구체
적인 최면 암시를 첨가하여 기본적인 유도법을 수정한다.

❀ 단계별 자기암시기법

(1) 자기최면의 첫 단계 : 자기암시

자기최면의 첫 번째 단계는 암시의 힘이다. 자기최면의 첫 번
째 단계는 암시의 힘에 대해 배우는 것이다. 두 가지 간단한
자기암시 연습법을 살펴보자.

[자세 기울이기]

■ 눈을 감고 일어서서 오른손에 트렁크를 들고 있다고 상상
하라.

■ 트렁크가 점점 더 커지고 점점 더 커져서 몸이 오른쪽으로
기울어지고 있다고 생각하라.

■ 2분에서 3분 후에, 눈을 뜨고 자세 변화를 살펴보라.

■ 다시 눈을 감고 내 쪽으로 강한 북풍이 불어와서 뒤로 주춤
거리는 모습을 상상하라. 그 강한 바람을 느껴 보라. 나의 상
상에 반응하여 나의 몸의 중심이 이동하지는 않았는지 살펴
보라.

【자세 암시】

▪ 양손을 어깨 높이에서 앞으로 뻗어라. 눈을 감은 채, 팔 높이를 그대로 유지하면서 오른쪽 팔에 저울추가 달려 있다고 상상하라.

▪ 거기에 두 번째 저울추가 매달리는 것을 상상하고, 다시 세 번째 저울추가 매달리는 것을 상상하라. 무게가 점점 더 무거워지고 점점 더 무거워질 때 팔에서 느껴지는 긴장감을 느껴보라.

▪ 이제 헬륨으로 가득 찬 커다란 풍선이 왼팔에 묶여 있다고 상상하고 그 풍선이 하늘로 강하게 올라가고 있는 것을 상상하라. 더 높이… 더 높이… 더 높이….

▪ 눈을 뜨고 내 팔의 상대적인 위치를 확인해 보라.

이 두 가지 연습은 우리 신체가 이 자기암시에 반응하여 최소한 조금이라도 움직이도록 한다. 만일 어떠한 움직임도 확인하지 못하였다면, 몇 번 더 연습해 보라. 그 후에도 여전히 조금의 움직임도 확인할 수 없다면, 최면이 나에게 맞지 않는 것이다.

⑵ 자기최면의 두 번째 단계 : 자기 유도문 작성과 사용
자기최면의 두 번째 단계는 자기-유도문을 어떻게 작성하는지

에 대해 학습하는 것이다. 다음에 제시되어 있는 기본적인 자기 유도법을 사용하여 나만의 특정한 양식과 목적에 맞도록 개정하고 변경해 보자.

[자세]

가능하다면, 팔, 손, 목 및 머리를 지지해 주는 안락의자나 등받이가 높은 편안한 의자에 앉는다. 발이 바닥에 닿아 있고, 다리와 팔은 서로 닿아 있지 않은 상태에서 편안한 자세를 취한다. 콘택트렌즈나 안경을 벗을 수도 있다. 방해 없이 이 연습을 할 수 있는 충분한 시간을 준비한다.

[핵심 단어나 문장]

나의 문제와 정반대되는, 즉 최면을 사용하여 이루려는 나의 핵심 목적을 선정하라. 예컨대, 만일 나의 문제가 발표하기 전의 불안이라면, 나의 목적과 핵심 문장은 "차분하고 분명하게" 또는 "이제 이완하자."정도가 될 수 있을 것이다. 나만의 특별한 장소에서 눈을 감는 순간, 이 문장을 천천히 반복하여서 이 문장을 깊은 이완과 연합되게 한다. 나는 또한 좋아하는 색, 소리 또는 위치를 사용할 수도 있다. 의미 있는 핵심 문장은 최면 동안 나만의 특별한 장소에 있음을 경험할 때 자발적으로 나올 수도 있다. 충분한 연습과 함께, 이 핵심 단어나 문장은 신속하게 최면을 유도할 것이다.

[호흡]

눈을 감은 후, 몇 차례 깊게 숨을 쉬라. 배 깊은 곳까지 숨을 깊게 들이 쉬고 숨을 내쉴 때 이완감이 퍼져 나가는 느낌을 느껴 보라.

[근육 이완]

다리, 팔, 얼굴, 목, 어깨, 가슴 그리고 배 순서로 이완시켜라. 다리와 팔을 이완시키는 동안, 핵심 문장은 "더 무겁게 더 무겁게, 더 깊이 이완하자."이다. 이마와 뺨을 이완시킬 때에, 핵심 문장은 "더 부드럽게 더 이완시키고, 긴장을 풀자."이다. 턱을 이완시킬 때에, 핵심 문장은 "더 느슨하게 더 이완하자."이다. 목 역시 "더 느슨하게 더 이완하자."이다. 어깨는 "이완하고 그리고 축 늘어뜨리자."이다. 가슴, 배, 그리고 등은 먼저 깊은 숨을 쉰 후, 내쉬면서 "차분하게 그리고 이완하자."라는 핵심 문장을 사용하여 이완시킬 수 있다.

[특별한 장소로 가는 계단 또는 길]

평화로운 장소로 내려가는 걸음을 하나씩 세면서, 걸음을 내디딜 때마다 더욱더 이완될 수 있다. 천천히 10에서 0까지 거

꾸로 세라. 내가 세는 각 숫자는 내려가는 걸음이다. 각 숫자
를 말하고 한 걸음씩 내딛는 것이 더 깊이 이완된 느낌을 느끼
게 해 준다고 상상하라. 나는 10에서 0까지 거꾸로 세는 것을
한 번씩, 두 번 또는 세 번 할 수 있다. 거꾸로 세기를 한 번씩
끝마칠 때마다 나는 더 깊이 이완된다.

[나만의 특별한 장소]

이 특별한 장소에서 나는 완전한 평화와 완전한 안전감을 느낄
수 있다. 나만의 특별한 장소는 초원이나 해변, 또는 내가 자
란 침실일 수 도 있다. 한 번 둘러보고 그 형태와 색깔에 주목
하라. 나만의 특별한 장소의 소리를 듣고 향기를 맡을 수 있을
것이다. 나는 또한 온도를 그리고 거기에서 몸이 어떤 느낌을
느끼는지를 알 수 있을 것이다.

첫 번째 자기 유도를 시도하기 전에 나만의 특별한 장소에 대
해 상상하는 연습을 하라. 매우 상세하게 그리고 마치 그 장
소에 있는 것처럼 생생하게 상상해야 함을 잊지 말라. 만일 내
가 해변에 있다면, 부딪치는 파도 소리 그리고 파도가 사라지
면서 만드는 거품 소리를 들을 수 있어야 한다. 머리 위에 있
는 갈매기를 보고 그 소리를 들어 보라. 짠 바닷바람, 몸에 내
리쬐는 따뜻한 태양, 그리고 아래에서 느껴지는 모래의 느낌
을 느껴 보라. 그 장면을 만들기 위해 나의 모든 감각을 사용
하라. 시각, 청각, 미각, 후각 그리고 촉각 등을 상상하는 연

습을 한다.

【깊은 최면】

깊은 평온감과 긴장이 풀어진 느낌이 들 때까지, 다음의 네 가지 핵심 암시를 다양하게 조합해서 반복하라.

- 더 깊이 더 깊이 떠내려간다.
- 점점 더 나른해지고, 점점 더 평화로워지고, 점점 더 평안해진다.
- 떠내려가고 나른해지고, 나른해지고, 떠내려가고….
- 완전한 이완 속으로 밑으로, 밑으로, 밑으로 떠내려간다.

【최면 후 암시 나만의 특별한 장소】

최면 후 암시 나만의 특별한 장소에서 이완하는 시간을 보낸 후에 내 스스로에게 최면 후 암시를 주고 싶어 할 수도 있다.

【최면에서 빠져나오기】

최면 트랜스를 끝낼 시간이 되면, 1부터 10까지 세어라. 숫자와 숫자 사이에, "점점 더 맑아지고, 상쾌해지고 충분히 깨어나고" 있다고 스스로에게 되뇌어라. 9를 셀 때, 스스로에게 눈이 떠지고 있다고 말하라. 10을 셀 때, 완전히 정신이 맑아졌고, 충분히 깨어났다고 스스로에게 말하라.

[성공적인 자기 유도에 대한 핵심 규칙]

■ 깊은 최면 상태에 들어가기 위해 최소한 20분의 시간을 내어라.

■ 성공했는지 또는 잘하고 있는지에 대해 걱정하지 마라. 최면은 연습할수록 쉬워질 것이다.

■ 항상 근육을 이완시키고 깊게 숨을 쉴 수 있는 시간을 주어라.

■ 강제적인 지시를 사용하라. "내 팔이 점점 더 무거워지고 있다."

■ 자기 유도 동안 "나른한, 평화로운, 편안한"과 같은 형용사를 사용하라.

■ 암시가 효과를 발휘할 때까지 모든 것을 반복하라.

■ 창조적인 심상을 사용하라. 예를 들어, 무거움을 유도하기 위하여 다리가 납 파이프라고 상상하라. 가벼움의 경우에는, 헬륨이 가득 찬 풍선이 팔을 끌어 올리고 있는 것을, 또는 구름 위를 둥둥 떠다니는 모습을 상상하라.

⑶ **자기최면 세 번째 단계 : 자기 유도문 녹음하여 활용하기**

자기최면을 위한 세 번째 단계는 자기최면을 위한 나만의 자기 유도문 내용을 녹음하고 활용하는 단계다. 유도문을 소리 내어 읽을 때, 단조로운 톤으로, 속도를 천천히 그리고 단조롭게 유지하라. 동일한 박자로 한 단어를 발음한 후에 다음 단어를 발음하라. 각 문장 사이마다 잠시 멈추어라. 억양 변화 없이 천천히 읽으면 마음이 더 잘 떠돌 수 있고, 이완과 피암시성도 증가될 것이다. 아래 유도문으로 몇 번 연습한 후에, 나만의 자기 유도문을 써 보자.

[예시]

"팔과 다리가 서로 닿지 않도록 하고 편안한 자세로 앉는다. 눈의 초점을 부드럽게 앞에 맞추고, 배 밑바닥까지 깊고 편안하게 한번 호흡한다. 다시 한 번 천천히 깊게 이완되는 호흡을…. 다시 한 번…. 눈이 점점 더 무거워지고…. 이제 눈을 감으면서 "＿＿＿＿(나의 핵심 단어나 문장을 여기에 넣으라.)" 라고 스스로에게 말한다.

이제 나는 몸의 근육을 이완시킬 수 있다. 다리를 이완시키고…. 다리가 무겁게 느껴지고, 이완할수록 다리가 점점 더 무거워진다. 마지막 근육 긴장이 사라질 때까지 다리가 점점 더 무거워진다. 다리가 점점 더 무거워지고 이완되고, 점점 더 무거워지고 이완된다.

팔도 점점 더 무거워지고…. 마지막 근육 긴장이 사라질 때까지 점점 더 무거워진다. 팔과 다리를 끌어내리는 중력이 느껴질 것이다. 팔이 점점 더 무거워지고, 점점 더 깊이 이완되는 느낌이 든다. 팔이 점점 더 무거워지고…. 점점 더 깊이 이완되면서 긴장을 밖으로… 밖으로… 밖으로… 내보낸다. 팔과 다리가 무거워지고, 더 무거워지고, 그리고 이완된다. 마지막 근육 긴장이 사라지면서 팔과 다리가 완전히 이완되고…. 점점 더 무거워지고 그리고 이완된다.

그리고 얼굴도 이완되기 시작한다. 이마가 부드러워지고 이완된다. 이마가 점점 더 부드러워지고 이완되면서 긴장이 빠져나간다. 그리고 뺨도 완전히 이완되고…. 부드러워지고 이완된다. 이제 턱이 이완되고…. 점점 더 느슨해지고 이완되는 느낌이 든다. 턱이 점점 더 깊이 이완되면서, 근육이 풀어지는 느낌이 들고…. 입술이 벌어지기 시작하고…. 턱이 점점 더 느슨해지고 이완된다.

이제 목과 어깨가 이완되기 시작한다. 목이 느슨해지고 이완되고…. 어깨가 이완되고 축 늘어뜨려진다. 목과 어깨가 점점 더 깊이 이완되고… 더 느슨해지고… 이완된다.

이제 다시 한 번 깊게 숨을 들이쉬고, 숨을 내쉬면 이완감이 가슴으로 배로 등으로 퍼진다. 다시 한 번 깊게 숨을 들이쉬고, 내쉬면서, 차분해지고 이완되어지는 느낌을 느끼고…. 차분해지고 이완된다. 다시 한 번 깊게 숨을 들이 쉬고… 숨을 내쉬면서, 가슴과 배와 등이 차분해지고 이완되어지는 느낌을 느끼고…. 차분해지고 이완된다.

점점 더 깊이 떠내려가고…. 점점 더 깊이…. 점점 더 나른해지고, 평화로워지고, 차분해지는 느낌을 느낀다. 깊이 떠내려가고 나른해지고…. 나른해지고 떠내려가고…. 점점 아래로 아래로 아래로 완전히 이완될 때까지 떠내려가고…. 더 깊이… 더 깊이… 더 깊이 떠내려간다.

이제 나만의 특별한 장소, 안전하고 평화로운 장소에 갈 시간이다. 계단을 타고 아래로 또는 길을 따라 아래로 그 특별한 장소에 갈 수 있고, 걸음을 내딛을 때마다 10에서 0까지 거꾸로 세면서…. 걸음을 내딛을 때마다 점점 더 깊이 이완한다. 10걸음 째가 되면, 그 특별한 장소에 도착하여 평화롭고 안전한 느낌을 느낄 것이다. 이제 한 걸음씩 내딛을 점점마다 점점 더 이완된다. 열… 아홉… 여덟… 일곱… 여섯… 다섯… 넷… 셋… 둘… 하나… 영….”

→ 이때, 최면을 더 깊이 유도하기 위하여 이 걸음세기를 두 번이나 세 번 반복해도 아무런 문제가 없다

“이제 그 특별한 장소의 모양과 색을 보고… 소리를 듣고… 그 특별한 장소의 감각을 느끼고… 그 특별한 장소의 향기를 맡는다. 보아라…. 느껴 보라…. 들어 보라…. 맡아 보라…. 그 특별한 장소에서 안전함과 차분함을, 안전함과 차분함을 느낄 수 있을 것이다.

점점 더 깊이 떠내려가는, 점점 더 깊이…. 점점 더 나른해지고, 평화로워지고 차분해지는 느낌을 느껴 보아라. 나른해지고, 떠내려가는, 떠내려가고 나른해지는…. 점점 아래로, 아래로, 아래로 완전히 이완될 때까지 떠내려간다. 이제 너무 이완되고 평화롭고 차분해진다.”

→ 잠시 멈추고 그 특별한 장소에서 이완하는 시간을 갖는다.

“이제 나는 _____.”

→ 여기에서 내가 넣기 원하는 최면 후 암시를 위해 빈 공간을 남겨 놓는다. 최소한 세 번 스스로에게 그 암시를 반복할 시간을 주어라.

“이제, 준비가 되면, 깨어나서… 완전히 깨어나서, 맑고 상쾌하고, 충분히 깨어난 느낌을 느낄 시간이다. 이제부터 깨어나기 시작한다. 하나… 둘… 셋… 넷… 점점 더 맑아지고 깨어나고…. 다섯… 여섯… 일곱… 점점 더 맑아지고 깨어나고…. 여덟… 아홉… 눈을 뜨기 시작하고…. 열…. 완전히 맑아지고 상쾌해지고 충분히 깨어난다. 맑아지고, 상쾌하고 충분히 깨어난다.”

⑷ 자기최면 네 번째 단계 : 단축형 유도법 익히기

자기최면의 선택사항인 네 번째 단계는 30초에서 2분 안에 최면을 일으키기 위한 단축유도기법을 배우는 것이다.

【추 떨어뜨리기】

추를 만들기 위해, 10인치 길이의 두꺼운 실 끝에 종이 클립, 볼펜 또는 반지 같은 물건을 닦는다. 자주 사용하는 손으로 그 실을 잡고 추가 바닥 위에서 대롱거리게 한다. 2분 동안 최면에 빠져야 한다고 잠재의식에게 부탁한다. 만일 대답이 "예."라면, 눈을 감고 싶어지게 될 것이다. 눈을 감으면서, 마음속으로 촛불의 그림을 그려 보아라. 몇 번 깊은 호흡을 하고 스스로에게 점점 더 깊이 빠져 들어가야 한다고 말하라. 최면에 들어가게 되면, 손이 이완하면서 추를 떨어뜨리게 될 것이라고 스스로에게 말해 주어라. 10에서 0까지 천천히 세어라.

【연필 떨어뜨리기】

이 기법은 책상 위에서 연필을 집고 있다는 점을 제외하고는 추 떨어뜨리기와 동일하다. 엄지와 검지로 뾰족 연필 끝을 집는다.

【예 반복하기】

마음속의 촛불에 초점을 맞추면서, "예"라는 생각을 계속해서 반복한다. "예"라고 계속해서 생각하며 계단을 내려가거나 길을 따라 내려간다.

【동전 떨어뜨리기】

손바닥에 동전 하나를 올려놓는다. 손이 점점 뒤집어 질 것이라고 스스로에게 암시하라. 동전이 떨어질 때까지 손을 천천히 뒤집어라. 동전이 떨어질 때, 눈을 감고 최면에 빠져라.

【시선 고정】

정상 시선보다 약간 위쪽의 한 지점에 시선을 맞춘다. 주변 시야가 좁아지고 시선의 초점이 흐려지게 하라. 나른함을 느끼면서 눈을 감아라. 나른함을 증가시키기 위해서, 두세 번 눈을 머리 위쪽으로 굴려라.

【핵심 단어 또는 문자】

깊게 천천히 숨을 쉬면서, 자기 유도법에서 사용한 핵심 단어나 문장을 반복하라. 그 단어나 문장을 말하면서, 눈을 감고 최면에 빠져라. 이 단축형 방법은 자기최면에 어느 정도 숙달된 후에야 유용하다. 상쾌하고 좋은 느낌에서 깨어날 것이라고 암시함으로써 유도를 끝내야 함을 항상 기억하라.

[다섯 손가락 연습]

이 연습은 이완을 위해 매우 효과적으로 사용되어 오는 방법으로, 이 단계들을 실시하면서 자기최면을 들어가 보라.

■ 검지로 엄지를 가볍게 건드린다. 그렇게 하면서, 수영, 테니스 연습, 조깅 또는 다른 힘든 육체적 활동 후에 느꼈던 것과 같은 건강한 피로함을 느꼈던 때로 돌아가라.

■ 중지로 엄지를 가볍게 건드린다. 그렇게 하면서, 사랑을 경험했던 시간으로 돌아가라. 성적 만족을 느꼈던 순간이나, 따뜻한 포옹을 하였던 순간 또는 친밀한 대화를 나누었던 순간의 기억을 선택할 수도 있다.

■ 약지로 엄지를 가볍게 건드린다. 그렇게 하면서, 지금까지 받았던 칭찬 중 가장 좋았던 칭찬을 생각한다. 그 칭찬을 현재 실제로 받고 있는 것처럼 상상한다. 그 칭찬을 받음으로 해서, 나는 칭찬을 해 준 사람에 대한 높은 존경심을 보여 주고 있다. 나는 실제로 그 사람에게 칭찬을 되돌려 주고 있는 것이다.

■ 새끼손가락으로 엄지를 가볍게 건드린다. 그렇게 하면서, 지금까지 본 장소 중 가장 아름다운 장소로 되돌아간다. 잠시 거기에서 머문다.

다섯 손가락 연습은 10분도 걸리지 않지만, 더 많은 활력, 내적 평화 및 자존감을 가져다준다. 이 방법은 긴장감을 느낄 때면 언제나 사용할 수 있다.

⑸ 자기최면 다섯 번째 단계 : 최면 암시 방법

자기최면 단계인 다섯 번째 단계는 스스로에게 변화를 위한 긍정적 암시를 주는 방법을 배우는 것이다. 최상의 암시 조건을 만들기 위해, 자기 유도문을 듣는 동안 나만의 특별한 장소에 있을 때와 같이 이완되고 수용적인 마음 자세일 때 스스로에게 이 암시들을 말하라.

① 효과적인 규칙들

자기암시는 나의 주관적 경험에 영향을 주는 생각과 심상이다. 나 스스로 암시를 만들 때 가장 효과적인 규칙들은 다음과 같다.

【직접적일 때】

"나는 평온하고 자신감이 있으며 통제감을 갖게 될 것이다."라고 스스로에게 말하라.

【긍정적일 때】

"나는 오늘 밤 피곤함을 느끼지 않을 것이다."와 같은 부정적인 방식의 암시를 피하라.

【허용적일 때】

"나는 이완되고 상쾌함을 느낄 거야."라고 말하는 대신 "나는 오늘 밤 이완되고 상쾌한 기분을 느낄 수 있을 거야."라고 말하도록 하라. 그러나 어떤 사람들은 명령형 어투에 더 잘 반응한다. 이 둘을 모두 실험해 보고 어떤 방법이 나에게 가장 나은지 알아볼 수도 있다.

【현재가 아닌 바로 앞의 미래에 대한 것일 때】

"곧 나른함이 찾아올 거야."

【시각적 심상으로 나타낼 수 있을 때】

기진맥진한 느낌을 극복하고자 한다면, 발에 달린 스프링으로 통통 뛰어다니면서 운동선수처럼 보이는 그리고 행복해 보이는 나의 모습을 상상한다.

【정서나 감각으로 강화될 때】

흡연을 그만두고 싶다면, 제일 처음 흡연하였을 때 느낌이 얼마나 안 좋았는지를 또는 폐 속에 불쾌한 불길이 있는 느낌을 상상하라. 첫 번째 데이트에 대한 자신감을 높이고 싶다면, 내가 찾고 있는 친밀감과 친근감에 대한 느낌을 상상해 보아라.

【불쾌한 감정이나 고통스러운 신체 증상을 통제하고자 할 경우 처음에 과장시켰을 때】

부정 적인감정이나 증상이 점점 더 강렬해진다고 암시하면서 시작하라. "내 분노가 점점 더 커져서, 피가 내 혈관을 미는 듯한 느낌이 느껴지고, 내 몸이 점점 뜨거워지고, 근육은 점점 더 긴장한다."와 같이 말할 수도 있다. 그 느낌이 정점에 도달할 때까지 몰고 간 후 그 정서 또는 증상이 감소한다고 스스로에게 말하라. "내 분노가 가라앉아서, 심장이 천천히 정상적으로 뛰고, 흥분이 감소하고, 근육은 풀어지고 이완하기 시작한다." 부정적인 감정이나 증상이 정점에 달하면, 이제는 더 좋아질 일만 남게 된다. 암시는 이 회복 과정을 촉진시켜 준다. 최면 동안 감정이나 증상을 켰다가 끌 수 있게 되면, 나는 인생에 대한 막대한 통제감을 얻게 될 것이다.

② 자기최면암시 작성법

한번 최면에 빠지고 이완되고 나면, 나의 잠재의식은 내가 말한 것을 믿을 준비가 된다. 스트레스에 대한 습관적인 긴장 반응뿐만 아니라, 나를 괴롭히는 많은 증상들이 암시를 통해 학습된 것이다. 이들은 암시를 통해 제거될 수 있다.

예를 들어, 아버지가 다른 사람을 기다릴 때마다 화를 내는 것을 잘 알고 있는 김 팀장은 이 대리가 자신을 기다리게 하자 화를 내었다. 김 팀장은 아버지와 동일한 방식으로 반응하도록 암시에 의해 학습되었을 수 있다. "기다리는 것은 이완할 기회를 준다." 그리고 "서두르는 버릇을 보내 버릴 수 있다."와 같은 암시는 오래된 습관을 제거시켜 줄 수 있다.

암시문을 어떻게 작성할 것인지, 먼저 다음 내용으로 최면 암시를 작성하는 연습을 해 보자.

✓ 밤에 어두컴컴한 집에 들어갈 때의 두려움

✓ 만성 피로

✓ 죽음에 대한 강박적이고 두려운 사고

✓ 병에 대한 두려움

✓ 머리나 등의 가벼운 만성 통증

✓ 만성적인 분노와 죄책감

✓ 실수한 것에 대한 자기 비난과 걱정

✓ 낮은 자존감

✓ 동기 결핍

✓ 다른 사람이 있을 대 느껴지는 불안정감이나 자의식

✓ 곧 있을 평가나 시험에 대한 불안

✓ 수행 향상

✓ 통증이나 근육 긴장

✓ 질병과 상해

이 14개 각각의 문제에 대해 다음의 가능한 암시들을 검토해 보자.

■ 밤에 어두컴컴한 집에 들어갈 때의 두려움
나는 오늘 밤 이완된 느낌으로 집에 들어오고 집에 있는 동안 이 즐겁고, 안전하고 편안할 것이다.

■ 만성 피로
나는 상쾌하고 개운하게 일어날 수 있을 것이다. 나는 오늘 밤을 즐길 수 있을 것이다. 나는 오늘 내 페이스에 맞춰 일을 하고 우선 처리할 중요한 것만 끝마칠 것이다. 에너지가 떨어진 느낌이들 때마다, 나는 [다섯 손가락 연습 또는 기타 이완 기법]을 한 후 이완되고 재충전하여 내 일상 활동으로 돌아올 것이다.

■ 죽음에 대한 강박적이고 두려운 사고

나는 현재 생기가 가득하다. 나는 오늘을 즐길 것이다. 지금 바로 이 생각들을 내보낼 것이다. 칠판을 상상하고 거기에 쓰여 있는 날짜를 보아라.

■ 병에 대한 두려움

내 몸이 점점 더 건강해지고 강해지는 느낌이다. 내가 이완할 때마다, 내 몸은 더 강해진다. 좋아하는 활동을 하는 동안 건강하고, 강하며, 이완된 나를 상상하라.

■ 머리나 등의 가벼운 만성 통증

곧 내 머리는 시원해지고 이완될 것이다. [시원한 심상을 상상한다.] 내 목과 등에 있는 근육들이 점점 더 이완되는 느낌을 느낄 것이다. [부드럽고, 흘러가고 느슨해지는 심상을 상상한다.] 한 시간 안에, 이 근육들은 완전히 이완될 것이다. 이 증상들이 되돌아올 때마다, 단지 오른쪽으로 4분의 1만큼 반지를 돌리면, 통증은 사라질 것이다.

■ 만성적인 분노와 죄책감

나는 분노를 끌 수 있다. 나만이 그것을 끌 수 있는 사람이기 때문이다. [원하지 않는 감정을 켜고 끄는 연습을 한다.] 내 몸을 이완시키고 깊게 호흡을 할 것이다.

느슨하게 살아가기 위한 연습

■ 실수한 것에 대한 자기 비난과 걱정

자기 비난을 하거나 걱정하는 나를 발견하였을 때, 나는 깊게 숨을 쉬고 그러한 생각을 밖으로 내보낼 것이다. 나는 부정적인 긴장을 뱉어내고 긍정적인 에너지를 들이쉴 것이다. [다섯 손가락 연습]을 실시한다.

■ 낮은 자존감

나는 매일 더 유능해지고 자신에 찰 것이다. 나는 할 수 있다. 나는 적절하게 자각하면서 내가 할 수 있는 최선을 다하고 있다. 매일 점점 더 행복해지고 성공해 나가는 나를 느낄 수 있다. 나는 내 스스로에게 관대할 수 있다. 나는 점점 더 많이 내 스스로를 좋아하고 있다. 나는 지적이고 창조적이며 재능 있는 사람이다.

■ 동기 결핍

내 목적을 달성할 수 있을 것이라는 자신감을 느낀다. 내 속에는 변화시킬 힘이 있다. 나는 내 문제를 풀고 그것을 뛰어넘는 나 자신을 볼 수 있다. 내가 내린 결정은 현재 가장 적합한 것이다. 주의를 산만하게 하는 것들은 치워 놓고, 하나의 목적에 내 주의의 초점을 맞출 것이다. 내 프로젝트를 수행하면서, 나는 거기에 점점 더 많은 관심을 갖게 될 것이다. 내 목적을 이루기 위해 한 걸음 한 걸음 작업해 나가면, 새로운 에너지와 열정이 나타날 것이 다. 이 작업을 끝마치면, 기분이 매우 좋아질 것이다! 내 목표를 성취했을 때, 나는 스스로에게 보상을 할 것이다. 나는 성공할 만한 사람이다.

■ 다른 사람이 있을 때 느껴지는 불안정감이나 자의식
다음에 수정이를 보면, 나는 안정감을 느낄 수 있을 것이다. 나는 확고하고 단호하게 수정이에게 반응할 것이다. 내가 완전히 옳기 때문에 나는 이완되고 편안한 느낌을 느낄 것이다. 나를 좋은 친구, 귀중한 동료, 그리고 사랑스러운 가족으로 보아주는 사람들이 내 삶에 있다는 생각은 편안하고 즐거운 것이다. 손가락을 깍지 낄 때마다, 나는 내 몸 전체에 흐르는 자신감을 느낄 수 있을 것이다.

■ 곧 있을 평가나 시험에 대한 불안
나는 내 공부에 집중할 수 있고, 시험을 위해 알아야 할 모든 것을 기억할 수 있을 것이다. 예민해질 때, 나는 깊은 호흡을 하면서 이완할 것이다. 내 마음은 점점 더 차분해지고 기민해질 것이다. 이 시험을 성공적으로 끝내면, 나 스스로에게 _____(으)로 보상을 할 것이다. 'A'학점을 받는 내 모습을 상상할 수 있다.

■ 수행 향상

나는 차분하게 스트레스 상황을 통제할 수 있다. [특정 압력이나 두려움에 맞서서 차분하게 집중하고 있는 나를 상상하라.] 나는 처음부터 끝까지 완벽한 게임을 하는 내 모습을 상상할 수 있다. 나는 완벽한 게임을 했던 때를 회상할 수 있다. [모든 완벽한 움직임과 전략들을 생각해 보라.] 나는 내 목표를 성취할 것이다. [목적에 대해 구체적으로 생각해 보고 세부적으로 그것들을 시각화하여 보라.]

■ 통증이나 근육 긴장

나는 내 등의 통증을 나를 태우고 찌르는 드라이아이스로 만든 칼로 볼 수 있다. 이제 나는 내 등을 따뜻하게 비춰 주는 햇빛을 볼 수 있다. 드라이아이스로 만든 칼은 햇빛의 따뜻함에 점점 녹아들고 내 통증도 가라앉기 시작한다. 긴장도 빠져나가기 시작한다. 긴장이 빠져나가면서, 그 긴장은 내 몸을 통해 오른쪽 어깨 쪽으로 그리고 내 오른팔로 그리고 꽉 쥐어진 내 주먹 속으로 천천히 흐르는 따뜻한 오렌지색의 액체로 전환된다. 내가 준비되었을 때, 나는 그 액체를 내보낼 수 있다. 나는 내 통증을 모았다가 던져 버릴 수 있다. [통증이나 긴장을 가장 잘 나타내 주는 상징을 상상하라. 그 상징이 첫 번째 상징을 제거해 주는 또는 첫 번째 상징을 더 참을 만하게

변환시켜 주는 또는 사라지게 해 주는 다른 상징과 상호 작용
하게 하라.]

■ 질병과 상해

나는 내 머리 위에 치유의 하얀빛이 있다고 상상할 수 있다.
그 빛이 내 온몸을 감싸고 있는 것을 보고 느낄 수 있다. 그 빛
이 내 몸속으로 들어오기 시작하여, 내 온몸 전체에 천천히 퍼
져 나감에 따라 깨끗하게 치유해 줌을 느낄 수 있다. 나는 내
가 원하는 일을 하면서 건강하고 튼튼하며 활기찬 내 모습을
상상할 수 있다.

(6) 자기최면 여섯 번째 단계 : 내 삶의 특정 문제 해결을 위해 자기최면
응용하기

여섯 번째 단계는 내 삶의 특정 문제 해결을 위해 자기최면 응
용하기이다. 예를 들어, 내가 가진 특별한 수면 장애를 다뤄
보자.

■ 나의 문제와 목표 정하기

잠들거나 수면을 유지하는 데 어려움이 있는가, 아니면 너무
일찍 잠에서 깨는가? 잠을 자도 피곤한가? 아침에 일어나는
데 심한 어려움이 있는가? 우선 나의 문제에 대해 분명하게 이

름붙이고 나면, 나는 긍정적인 자기암시의 형태로 목적을 쉽게 정의할 수 있다. 예를 들어 "나는 빠르고 쉽게 잠들 수 있다.", "나는 적절한 시간에 상쾌하고 맑은 기분으로 일어날 것이다." 또는 "곧 나는 깊은 잠에 빠져 밤 내내 계속해서 잠들 것이다."

■ 문제에 기여할 수도 있는 가능한 외부 요인들을 확인하고 제거하기

숙면을 방해할 수도 있는 것이 있는지 스스로에게 물어보라. 잠이 올 정도로 침실은 안락한가, 아니면 잡동사니, 소음 그리고 빛으로 가득 차 있는가? 침대를 같이 쓰는 사람이 뒤척이는 것 때문에 밤의 반절을 보내면서, 얼마나 잘 시간을 빼앗기고 있는지 계속해서 확인시켜 주는 밝은 시계를 바라보고 있지는 않는가? 낮에 너무 많은 흥분성 음료를 섭취하지는 않는가?

■ 나 문제에 기여하고 있다고 내가 스스로에게 말하고 있는 것이 무엇인지 알아보기

예를 들어, 수면 문제가 있는 사람들은 흔히 수면 시간에 초점을 맞춘다. 이들은 "자정까지 잠에 들지 못하면, 나는 전혀 잠을 잘 수 없을 것이다."와 같은 말들을 스스로에게 말해 준다. 만일 내가 걱정하는 경향이 있다면, 등을 껐을 때 내 마음은

매우 불안해질 것이다. "오늘 정말로 큰 실수를 했어. 김 과장님이 발견할 때까지 기다리자!" "내일 시험을 위해 충분히 공부하지 않았는데." 문제를 해결하기 위하여 저녁의 조용한 시간을 사용하는가? "이 문제를 해결하기 전에는, 우리는 더 이상 나가지 못할 거야!"

만일 내가 계속 시계를 보는 사람이라면, 시계를 벽 쪽으로 돌리고, 생각을 시간에서 돌린 후, "휴식을 취하면서, 내 마음은 차분해지고 내 몸은 이완될 것이다"라고 스스로에게 말하라.

만일 부정적인 생각이나 내가 통제할 수 없는 일들에 대해 몰두하고 있다면, 그날 있었던 일들 중 긍정적인 일에 대해 생각하라.

만일 내가 야간에 주로 문제를 해결하는 사람이라면, 밤에는 휴식을 주는 수면을 취하기 위하여 잠자러 가기 전에 "할 일" 목록을 작성한 후 스스로에게 나의 정신이 가장 맑을 때인 내일이 될 때까지 그 문제들을 한쪽으로 치워 놓겠다는 약속을 하라.

나의 수면 유도문을 작성할 때, 새로운 바람직한 행동들을 강화하기 위하여 이러한 생각들이 포함된 긍정적인 암시문들을 작성하라.

■ 내 삶의 특정 문제 해결을 위해 자기최면 유도문 녹음하기

특정 문제에 맞춰진 유도문 녹음하기에서는 나만의 특별한 유도문을 녹음한 후, 나만의 특별한 암시를 포함시켜라. 수면 장애의 경우, 기본 유도문 뒤에 다음 내용을 덧붙일 수도 있을 것이다.

[수면 유도문 예시]

이제 나만의 특별한 장소에 머무르라. 가야 할 곳도 없고, 해야 할 일도 없다. 휴식을 취하면서, 깊고 평온한 수면 속으로 나를 흘려보내고, 떠내려 보내라. 점점 더 깊이 떠내려가면서, 내가 생각할 수 있는 그리고 깊은 평온한 수면을 취하게 해 주는 긍정적인 일들을 상상하라.

나의 새로운 긍정적 사고는 사실이다. 나는 부정적 사고와 느낌들을 흘려보냈다. 나는 몸 그리고 생각으로부터 스트레스와 긴장을 흘려보냈다. 내가 점점 더 깊이 떠내려가서 이완되어 감에 따라 각각의 새로운 긍정적 진술들은 점점 더 강해진다. 깊고 평온한 수면 속으로 빠져들면서 이 긍정적인 진술문들이 나의 마음속에 그냥 떠 있도록 하라.

이제 나는 얼마나 편안한지 그리고 얼마나 이완되었는지 자각하면서, 머리와 어깨를 올바른 위치에 놓고, 등은 충분히 받쳐져 있는 상태에서, 주변의 일상적인 모든 소리는 덜 자각하게

된다. 점점 더 깊이 떠내려가면서 나는 마음의 표면으로 떠올라 살풋 든 잠과 휴식을 방해하는 부정적 생각과 걱정을 경험할 수도 있다. 그 생각을 받아들이고 바닥에 있는 빵가루들을 쓸어버리듯이 그 생각을 쓸어버리고, 그 생각이나 걱정을 상자 속에 넣어 놓아라.

그 상자는 단단하고 훌륭한 뚜껑이 있다. 그 상자의 뚜껑을 덮고 벽장의 맨 위에 있는 선반에 올려놓아라. 더 적절한 그리고 수면을 방해하지 않을 다른 시간에 그 상자에 돌아갈 수 있다. 또 다른 원하지 않는 생각이 떠오르면, 그 생각도 쓸어버리고 상자에 넣은 후, 상자의 뚜껑을 덮고, 벽장의 맨 위에 있는 선반에 올려놓고, 그 생각들이 지나가게 하라. 그 생각들을 지나가게 하고 더 깊이 더 깊이 잠으로 빠져들어라.

생각을 긍정적인 생각과 긍정적인 진술로 되돌려라. "나는 가치 있는 사람이다."(잠시 멈춤) "나는 긍정적인 목표에 도달하였다."(잠시 멈춤)와 같은 생각들이 나의 마음속에 흐르도록 하라. 긍정적인 생각들이 나의 마음속에 흐르도록 하라. 그 생각들이 마음속에서 흐르고 떠다니도록 하면, 내가 수면 속으로 더 깊이 빠져들 때 그 생각들도 점점 더 강해지게 된다.

내가 더 이완되고 더 졸리고, 더 나른해지고, 더 이완되면 이 생각들도 천천히 사라지기 시작할 것이다. 내가 평화로운 나만의 장소에서 미소 짓고 있고 좋은 느낌을 가지고, 너무 편안하게, 너무 이완되어 있는 모습을 상상하라. (잠시 멈춤) 그 특별한 장소에서 나는 쉽게 깊고 평온한 수면으로, 깊고 평온한 수면으로, 방해받지 않는 깊고 평온한 수면으로 빠져들 수 있다. 나는 이 밤 내내 깊고 평온하게 잠을 잘 수 있다.

만일 깨어난다면, 다시 한 번 나만의 특별한 장소를 상상하고 그곳에서 쉽게 깊고 평온한, 깊고 평온한 수면에 빠져들 수 있다. 나의 호흡은 이제 너무 이완되고, 생각은 너무 풀어지고, 풀어지고, 이완되었다. 나는 깊고 평온한 수면 속으로 빠져들고, 이 밤 내내 방해받지 않고 깊고 평온한 수면 속으로, 나는 정해진 시간에 충분히 휴식을 취한 상쾌한 기분으로 깨어날 것이다.

이제 할 일은 하나도 없고, 생각할 일도 하나도 없고, 나만의 특별한 장소, 나를 너무 평화롭게 해 주고 이완시켜 주는 특별한 장소를 즐기는 것 외에는 아무것도 할 일이 없다. 단지 그 특별한 장소의 향기가 얼마나 깨끗하고 신선한지 깨달을 수도 있고, 그 특별한 장소에서 들려오는 여러 가지 소리들을, 새가 지저귀는 소리를, 아니면 시냇가에서 바위 위로 폭포처럼 떨어지는 물소리를 깨달을 수도 있다. 아니면 나는 그물침대에 누운 채로 햇빛이 얼마나 따뜻한지를 또는 바다에서 불어오는 바람이 얼마나 상쾌한지를 깨달을 수도 있다. 아니면 나는 그 특별한 장소만의 독특하고 놀라운 어떤 것을 경험할 수도 있다.

그 느낌을 단지 경험해 보고, 깊이 떠내려가면서, 모든 생각이 점점 사라지고, 깊고 평온한 잠에 빠져들게 된다. 편안하고 아늑하고, 평온한 수면으로 빠져들고, 몸이 침대로 가라앉으면서 무겁고 이완된 느낌이, 너무 이완된 느낌이 들고, 깊은 잠 속으로 빠져들고…. 잠 속으로… 잠 속으로… 잠 속으로….

[자기최면 고려사항]

■ 차를 운전할 때와 같이 충분히 각성해야 하고 신속하게 반응해야 하는 상황에서는 최면유도를 하지 마라. 유도 후에는 완벽히 깨어나고 맑아진 상태여야 한다.

■ 제대로 잠을 못 잔 사람들은 자기최면 도중 잠에 빠질 수도 있다. 수면이 목표가 아닌 상황에서는 문제가 발생할 수 있다.

조금 더 깊게
이완하기

두 가지 이상의 이완 훈련법 함께 사용하기

❖ 간편 조합이란

이완 연습은 많이 상이한 치료자들의 기법들에 근거한다. 간편 조합은 이미 학습한 몇몇 기법들을 창조적으로 혼합한 것이다.

(1) 세 가지 효과

몇 가지 간편 조합 기법을 학습하는 것은 다음의 세 가지 이유로 효과적이다.

첫째, 두 가지 이상의 이완 기법들을 함께 사용할 경우, 그 조합은 상승효과를 가져온다. 이는 조합된 기법들에 의한 총제적인 이완 효과가 각각의 이완 절차를 개별적으로 시행했을 때 얻을 수 있는 것보다 훨씬 더 크다. 가장 잘 활성화시켜 주는 기법들이 무엇인지, 그리고 가장 강력한 효과를 얻기 위해서는 어느 기법들을 조합해야 하는지를 학습한다.

두 번째 이유는 더 깊은 이완 경험으로 이끌도록 순서가 설정되기 때문이다. 각 기법은 앞서 실시된 기법을 토대로 점진적으로 도입된다. 예를 들어, 기분 좋은 해변 장면을 시각화함으로써 이완을 경험할 때, 그 앞에 깊은 호흡을 추가하면 이완 경험이 더욱 강해질 것이다. 그리고 만일 내가 무거움과 따뜻함에 대한 자생적 주제와 함께 깊은 호흡과 해변 장면 시각화를 실시한다면, 나는 더 깊은 이완 반응을 위해 기법 순서에 따라 한 기법을 토대로 다른 기법을 도입한 것이 된다.

세 번째 이점은 그 간결성에 있다. 10분의 휴식 시간 동안에도 이 조합 순서 중 어느 것이라도 쉽게 실시할 수 있다. 이 기법을 위해 단 몇 분의 시간만 내어도, 당신은 자신에게 집중할 수 있게 되고, 평온감을 다시 얻을 수 있게 된다.

여기에서 제시되어 있는 조합 기법은 창조적으로 자신만의 독특한 조합을 만들어 실험해 보는 연습이다. 개인마다 독특한 요구와 반응 양식을 가지고 있는 독특한 존재이기 때문에, 나에게 잘 들어맞는 간편 이완 순서를 만들 때까지 추가하고, 빼고, 수정하는 것이 중요하다.

⑵ 유요한 증상들

다음에 제시되는 간편 조합 기법은 스트레스로 유발된 생리적 장애를 치료하는 효과가 입증되었다. 이 기법은 스트레스가 업무와 관련되어 있을 때 그리고 쌓여 가는 긴장에 대처하도록 짧지만 빈번한 일상적인 촉진 회기가 필요할 때 특히 도움이 된다.

⑶ 숙달 시간

이전 시간에 연습했던 각 기법들을 숙달하였다면, 이 조합 접근을 즉시 그리고 유효하게 적용할 수 있다. 그렇지 않다면, 이 조합 접근을 성공적으로 사용하기 위해 1주에서 2주가량이 필요하다.

간편 조합 기법 #10

(1) 스트레칭과 이완하기

▪ 크게 스트레칭 하라.

팔에 힘을 주고 뒤로 젖혀서 가슴과 어깨가 쭉 펴지게 하라. 동시에 발가락을 위로 끌어당기고 발가락을 밖으로 쭉 밀면서 다리에 힘을 주고 쭉 편다.

▪ 한 손을 배 위, 벨트 바로 위에 올려놓아라.

숨이 배에 이르도록 천천히 그리고 깊게 코를 통해 숨을 들이 쉬어라. 편안한 느낌이 들 정도까지 손을 밀어 올려라. 동일한 절차를 사용하여 더 깊게 네 번 더 호흡한다.

▪ 연필 끝이 책상이나 탁자 위 또는 바닥을 향하도록 잡아라.

조금 더 깊게 이완하기

당신이 깊게 이완되었을 때 연필을 떨어뜨린다. 떨어질 것이라고 스스로에게 말하라. 연필이 떨어지는 소리는 치유적인 5분간의 최면 트랜스 상태에 들어가는 신호가 될 것이다.(당신은 또한 연필 단계를 생략하고 여기서부터 ③단계를 시작할 수도 있다.) 눈을 감고 자기최면에 가장 도움이 되는 당신만의 핵심단어나 문장을 스스로에게 말하라. 10부터 0까지 거꾸로 세면서 각 숫자를 셀 때마다 더욱더 깊이 이완될 것이라고 스스로에게 말하라.

숫자 세기가 끝난 후, 순서에 상관없이 다음의 4개의 문장을 계속해서 스스로에게 반복해 주어라. "나는 점점 더 깊이 더 깊이 떠내려간다. 나는 점점 더 나른해지고, 평화로워지고, 평온해진다. 나는 떠내려가고 나른해지고, 나른해지고 떠내려간다. 나는 아래로, 아래로, 아래로, 완전한 이완 속으로 떠내려간다." 이때 연필이 아직 떨어지지 않았다면, 그냥 놓아 버리고 이제 5분간의 자기최면을 즐길 것이라고 스스로에게 알린다.

■ 트랜스 상태에서, 당신만의 특별한 장소를 방문하고 그 환경의 독특한 이완감을 즐겨라.

당신만의 특별한 장소의 풍경, 소리 및 감각을 실제로 경험하라. 충분히 오래 있었다고 느껴지면, 하나에서 열까지 세어

라. 숫자를 세면서 점점 더 맑아지고, 상쾌해지고, 충분히 깨
어나게 된다고 암시한다.

⑵ **자생 호흡법(자율훈련 : 아우토반)**

▪ 먼저 시간에 기술한 대로 천천히 깊게 호흡하라.
깊은 호흡으로 횡격막이 확장되면서 이완감도 더욱 커져 감을
느껴 보기 연습한다.

▪ 해변을 시각화하라.
파도가 모래사장 위로 밀려오는 것을, 갈매기가 머리 위에서
맴도는 것을, 양털구름이 피어오르는 것을 보라. 파도가 밀려
오는 소리를 그리고 조용해지는 소리를 들어라. 밀려오는 소
리, 조용한 소리, 밀려오는 소리, 조용한 소리가 번갈아 가며
들리는 것을 들어라. 바다 위에서는 갈매기가 부르는 소리가
들린다. 이제 따뜻한 모래를 느껴 보아라. 모래가 따뜻하고 무
겁게 몸을 덮고 있는 것을 상상하라. 팔과 다리에서 실제로 모
래의 무게를 느껴 보아라. 따뜻함과 안락함에 둘러싸인 느낌
을 느껴 보기 연습한다.

▪ 모래를 시각화하는 동안, 계속해서 편안하게 느껴지는 정도
까지 깊게 호흡하라.

호흡의 리듬에 주목하라. 숨을 들이쉬면서, 스스로에게 "따뜻한"이라고 말하라. 몸 주위에 있는 모래의 따뜻함을 느껴 보라. 숨을 내쉬면서, "무거운"이라고 말하라. 팔과 다리 위에 있는 모래의 무게를 느껴 보아라. 계속 깊게 호흡하면서, 숨을 들이쉬면서 "따뜻한"이라 생각하고 내쉬면서 "무거운"이라고 생각하라. 이를 최소한 5분 동안 계속하라. (주의 : 일정 시간이 지난 후에 얕은 호흡으로 이동하는 것이 더 편안하게 느껴진다면, 그렇게 하라.)

⑶ **생각 중지와 호흡하기**

▪ 혼란스럽게 하거나 불안을 일으키는 생각이 들 때마다, 속으로 "멈춰"라고 소리쳐라.
상당한 정도의 날카로움과 권위가 깃든 목소리가 들린다고 상상하라. "멈춰!"라고 속으로 소리치는 것이 생각의 흐름을 멈추게 하지 못하면, 팔목에 고무 밴드를 끼우고 "멈춰!"라고 소리치며 밴드를 잡아당겼다 놓는다.

▪ 주의를 호흡으로 돌려라.
아랫배로 천천히 깊게 호흡하기 시작하라. 숨을 쉴 때마다 배가 팽창되는지 확인하기 위하여 배 위에 손을 올려놓는다.

■ 이제 호흡 세기를 시작하라.

숨을 내쉬면서, '하나'라고 세어라. 다시 숨을 내쉬면서 '둘'을 세어라. 계속해서 '넷'까지 숨을 세어라. '넷'에 도달할 때마다, 하나부터 다시 세기 시작하라. 매 호흡을 세는 것에 집중하면서 가능한 마음을 비우려고 노력하여라. 이완감을 느낄 때까지 이 절차를 지속하여라. 불안을 유발시키는 생각이 발생할 때마다 이 연습을 반복한다.

⑷ 생각 중지와 호흡하기

■ 생각 중지 절차를 사용한다. (채널 바꾸기)

부정적인 또는 과거의 안 좋은 이미지가 마음에 떠오르면 마음의 채널을 바꾼다.

■ 스트레스를 주는 인지로 방해받는 즉시, 원하지 않는 생각이 다시 돌아오는 것을 차단하기 위하여 사전에 시연한 시각화를 사용하라.

별다른 노력 없이 쉽게 이끌어 낼 수 있는 대상을 시각화하여야 함을 명심하라. 흥분되는 성적 공상, 어떤 중요한 목적 달성에 성공한 심상, 예상되는 휴가 장면, 또는 자신만의 특별한 장소에 대한 심상을 활용하라. 이런 모든 제안들의 일반적인 주제는 당신 스스로가 정말로 기분 좋게 느끼는 그리고 쉽게 상상할 수 있는 것을 시각화하여야 함을 보여 주는 데 있다.(도움이 되는 힌트 : 공상할 때 당신이 이미 사용하는 장면을 시각화하여 보라.)

■ 시각화가 잘 안 된다면, 대안적으로 다음을 시도해 보라.
좋아하는 음악을 듣거나, 조깅이나 다른 힘이 드는 유산소 운동을 하거나, 물건들을 세기 시작하거나(눈에 보이는 시보레 자동차, 모자를 쓴 사람, 당신 집 근처 가정 중 자녀를 가진 가정), 책이나 잡지를 읽거나, 노래를 부르고 휘파람을 불어라. 잠시 동안 스트레스를 주는 생각으로부터 주의를 돌려주기에 충분한 활동이면 된다.

■ 대처 만트라를 사용하라.
이는 당신이 기본적으로 안전하고 아무 문제없음을 상기시켜 주고 스트레스를 다룰 수 있게 해 준다. 몇몇 대처 만트라는 "나는 행복해. 나는 안전하고 평온해. 나는 나의 대처능력을 믿어. 나는 주위로부터 지지와 사랑을 받고 있어. 나는 내 몸과 마음을 이완시킬 수 있어. 나중에 계획 세우고 결정하고, 지금은 이완하자."와 같은 일반적인 긍정적 생각이다.
다른 만트라들은 특정 상황에 대한 대처 진술문의 개발을 필요로 한다. "이것은 단지 위경련일 뿐이고 나는 그런 것을 걱정하지 않을 거야.", "검사 상에서 내 심장은 튼튼하고 건강했어. 이것은 내가 항상 무시하던 오래된 목통증과 같은 것이야.", "나는 언제나 대출받을 수 있어.", "나는 한계를 설정할 수 있고, 그녀에게 '아니오'라고 말할 거야.", "나는 내 문제에 대해 도움을 요청할 수 있어.", "나는 실수할 수도 있어. 모든 걸 제시간에 끝마칠 필요는 없어.", "때로 실망스럽긴 하지만 우리는 여전히 서로를 사랑할 거야.", "나는 내일 수행할 수 있는 계획을 가지고 있어.", "이것은 단지 도전 또는 도주 중상일 뿐이고, 곧 사라질 거야.", "최선을 다했으니까, 어떻게 되는지 지켜보면 돼." 스트레스를 주는 생각이 다시 발생할 것 같은 위협이 느껴질 때마다 대처 만트라를 사용하라. 필요한 만큼 당신의 만트라를 반복한다.

⑸ 나는 기분 좋다

이 연습은 일상에 지치고 스트레스와 좌절감이 치솟을 때 특히 도움이 된다. 이 연습은 또한 수면을 취하기 전에 스스로를 이완시키고 즐거운 마음 상태로 만들어 주는 훌륭한 절차이다.

■ 단축형 점진적 근육 이완 기법을 사용하라.

주먹을 쥐고, 이두근에 힘을 준다. 호두처럼 이마와 얼굴에 주름을 잡는다. 등을 뒤로 젖히고, 깊게 호흡한다. 종아리,

허벅지, 엉덩이에 힘을 주면서 다리를 곧게 펴고 발가락을 구부린다.

■ 오늘 하루가 어땠는지 생각해 보고, 기분 좋게 느껴졌던 일 세 가지를 선택하라.

선택한 일들이 중요한 일일 필요는 없다. 예를 들어, 오늘 아침에 했던 따뜻한 샤워, 도움을 주었던 동료, 안아 주면서 사랑한다고 말해 준 자녀, 아름다운 일출 등으로 인해 기분이 좋을 수도 있다. 잠시 동안 편안함을 느끼면서 이 경험들을 즐겨라.

■ 계속해서 하루를 돌아보아라.

잘했던 일 세 가지를 떠올려라. 이러한 일들이 중요한 일일 필요는 없음을 기억하라. 예를 들어, 정말로 하기 싫었던 일에 대해 '아니오'라고 말한 것, 운동하거나 이완할 시간을 가졌던 것, 또는 좋아하는 사람을 지지해 준 것에서 잘했다고 느낄 수도 있다. 잠시 이러한 긍정적 순간들을 재경험하는 시간을 가져라.

⑹ 깊게 긍정적 생각하기

■ 손을 배 위에 올려놓고 천천히 깊은 호흡을 시작하라.

눈을 감고 몸이 긴장되어 있는지 살펴보면서 계속해서 깊게 호흡하라. 발가락부터 시작해서 위쪽으로 올라가라. 종아리, 허벅지, 엉덩이에서 어떤 긴장감이 느껴지는지 주목하라. 등, 배 또는 가슴 근육에서 긴장된 영역을 탐색하라. 어깨와 목, 턱, 뺨, 그리고 이마에 주목하라. 이두근, 팔뚝 그리고 손에서 긴장감이 느껴지는지 확인하라. 긴장되어 있는 영역을 발견할 때마다, 그 긴장을 약간 과장하여 더 분명히 자각할 수 있게 하라. 정확하게 몸의 어느 근육이 긴장되어 있는지 확인한 후 "나는 _____(작업하고 있는 근육 이름을 삽입)이/가 긴장되어 있다. 나는 스스로를 상처 주고 있다. 내 몸의 긴장은 내가 만들고 있다. 나는 이제부터 이 긴장이 사라지게 할 것이다."라고 스스로에게 말하라.

■ 자기최면 연습을 사용하라.

최면 트랜스 상태 동안 사용할 긍정적 생각을 선택하라. 다음은 Patrick Fanning의 변화를 위한 시각화(Visualization for Change)에서 재인용한 긍정적 사고의 예들이다.

- 나는 내 의지로 이완할 수 있다.
- 긴장이 내 근육에서 흘러나가고 있다.
- 나는 라디오 볼륨처럼 내 긴장을 꺼 버릴 수 있다.
- 이완이 치유적인 황금빛처럼 내 몸에 흘러넘치고 있다.

– 나는 내 평화로움의 중심부에 닿아 있다.

– 내 내면을 들여다보고 평화를 발견할 수 있다.

– 이완은 항상 내 손안에 있다.

충분히 오랫동안 이완하였을 때 하나에서 열까지 세라. 숫자를 세면서 점점 더 상쾌해지고 맑아지며 충분히 깬 느낌을 느낄 것이라고 암시를 주어라.

⑺ 긴장 자르기

■ 네 번 깊게 호흡하여라.

■ 눈을 감으라. 당신의 긴장에 색이나 형태를 주어 시각화하라. 이제 당신의 긴장의 형태와 색을 바꿔 보아라. 더 크게 또는 더 작게, 더 연하게 또는 더 진하게 만들어라. 이제 그 긴장을 집어 드는 자신을 상상해 보아라. 손에 들어 있는 긴장을 살펴보라. 그 긴장이 마치 공인 것처럼 한두 차례 아래위로 던졌다 받으라. 이제 당신의 긴장을 던져 버리기 위해 천천히 몸을 뒤로 젖히는 당신을 상상해 보아라. 몸을 앞으로 숙이면서 긴장을 던져 버려라. 긴장이 천천히 당신 손을 떠나서 더 멀리 더 멀리로 사라지는 것을 상상하라. 자각 밖으로 사라질 때까지 그 모습을 관찰하라.

■ 이제 당신의 몸이 빛으로 가득 차 있는 모습을 상상하라. 긴

장은 빨간빛으로, 이완은 파란빛으로 상상하라. 긴장된 모든 신체 영역에서 불빛이 빨강에서 파랑으로 변하는 것을 상상하라. 이완의 파란빛으로 바뀌는 동안 경험하는 모든 신체적 감각을 자각하라. 신체의 모든 빛이 파랑으로 변한 모습을 그리고 그 파란빛이 점점 더 진해지는 모습을 상상하라. 당신이 경험하는 파란빛의 명암이 진해질 때마다 더 이완되는 것을 느껴 보아라.

▪ 이제 짧은 휴가 시간이다. 여기에 두 개의 여행 일정표가 있다. 이 일정표를 당신만의 짧은 휴가 계획을 만들기 위한 모델로 사용하라.

[휴가 1]

당신이 숲 속에 있는 모습을 그려 보라. 곳곳이 빛으로 밝게 빛나고 군데군데 그늘이 져 있다. 당신은 오랫동안 즐거운 산책을 하면서 안전함과 편안함을 느낀다. 당신 주위의 공기는 시원하고 상쾌하다. 햇빛이 나뭇잎 사이로 스며들어 땅을 밝게 비추고 있는 부분을 기분 좋게 바라보고 있다.

당신은 맨발로 걷고 있다. 나뭇잎과 이끼가 발바닥에 부드럽고 시원하게 느껴진다. 새가 지저귀는 소리와 바람이 부드럽게 나무에 스치는 소리가 들린다. 그 소리는 당신을 행복하고 편안하게 만들어 준다. 걸음을 걸으면서 당신은 근육이 점점 더 느슨해지고, 무거워지고 이완됨을 느낀다. 나뭇잎과 이끼로 된 숲의 카펫은 너무 편안해서 눈을 감고 누워서 쉬고 싶어진다.

이제 당신은 부드럽게 졸졸 흐르는 소리를 내는 작은 시냇물을 보고 있다. 시냇물 옆에는 햇볕으로 밝게 빛나고 따스해진 키 크고 부드러운 풀들로 가득 차 있는 작은 풀밭이 있다. 이곳은 휴식을 취하기에 너무 좋은 장소여서 당신은 털썩 주저앉아 부드럽고 따스한 풀밭 위로 천천히 구른다. 졸졸 흐르는 시냇물 소리, 새가 지저귀는 소리, 그리고 부드러운 바람 소리가 들린다. 당신은 너무 깊이 이완되어서 발끝에서 머리까지 몸의 모든 부분이 느슨해지고 무거워졌다.

[휴가 2]

바다가 보이는 해변가 집에 홀로 있는 모습을 그려 보라. 당신이 따뜻하고 부드러운 이불 속에 몸을 더 깊이 묻고 있을 때, 첫 번째 태양 광선은 침실 벽을 밝게 물들인다. 깊게 호흡을 하고 근육이 얼마나 이완되었는지 알아보라.

밖에서는 갈매기 소리와 규칙적으로 밀려오는 파도 소리가 들린다. 파도가 밀려왔다 사라지고, 밀려왔다 사라진다. 파도가 밀려왔다 사라질 때마다 더 깊이 이완된다. 밀려왔다 사라지고, 밀려왔다 사라진다. 나른하고, 무겁고 평온하다.

소금기를 머금은 시원한 바람이 열린 창문을 통해 들어오는 것을 느끼면서 모래와 파도와 파란 하늘을 보기 위해 몸을 옆으로 굴린다. 그 공기를 깊게 들이마시고 호흡할 때마다 이완이 더 깊어짐을 느낀다. 당신은 안전함과 매우 자유롭고 유유자적함을 느끼며 앞으로의 하루가 가능성으로 가득 차 있음을 인식한다.

⑻ 호흡 세기

▪ 간단한 긍정적인 사고나 대처 만트라를 마음속에 생각하라. 긍정적 사고나 대처 만트라가 7~8단어 이상이 되지 않도록 주의하라. 당신에게 잘 들어맞는 진술문과 당신만의 독특한 상황을 만들어라.

▪ 이완 과정을 시작하기 위해 단축형 점진적 근육 이완법을 사용하라. 단축형 점진적 근육 이완법은 다음과 같다. 주먹을 쥐고, 이두근에 힘을 준다. 호두처럼 이마와 얼굴에 주름을 잡는다. 등을 뒤로 젖히고, 깊게 호흡한다. 종아리, 허벅지, 엉덩이에 힘을 주면서 다리를 곧게 펴고 발가락을 구부린다.

▪ 네 번 깊게 호흡하라. 한 손을 배 위, 벨트 바로 위에 올려놓아라. 숨이 배에 이르도록 천천히 그리고 깊게 코를 통해 숨을 들이쉬어라. 편안한 느낌이 들 정도까지 손을 밀어 올려라. 동일한 절차를 사용하여 더 깊게 네 번 더 호흡한다.

■ 이제 정상 비율로 호흡하라. 각 호흡에 집중하고, 숨을 내쉴 때마다 호흡수를 세라. 네 번째 호흡에 도달하면, 넷이라고 세는 대신, 당신의 긍정적 사고나 대철 만트라를 말하라. "하나, 둘, 셋, 실수해도 괜찮아, 하나, 둘, 셋, 실수해도 괜찮아." 등….

⑼ 통제감 갖기

■ 편안한 자세를 취하고, 눈을 감고, 호흡에 주목하기 시작하라. 각 호흡 외에는 어느 것에도 주의를 주지 마라. 숨을 내쉬면서, 스스로에게 "하나"라는 단어를 말해 준다. 계속해서 숨을 내쉬면서 "하나"라고 말하라.

■ 충분히 이완되었다고 느낄 때, 호흡에서 스트레스를 주는 또는 힘든 상황으로 주의를 돌려라. 스트레스 상황을 성공적으로 자신감 있게 다루는 당신을 상상하라. 성공하기 위해 필요한 적절한 것을 말하고 행하는 당신을 상상하라. 미소 짓고 있는, 서 있는 또는 꼿꼿이 앉아 있는 당신을 상상하라. 이제 망설이고 있거나, 작은 실수를 하고 있는 또는 확신 없어 하는 당신의 모습을 잠깐 동안 시각화하라. 그런 후 계속해서 자신감 있게 일을 끝내고 만족스러워하는 당신을 시각화하라. 당신은 스스로에게 "나는 이 문제를 다룰 수 있어, 내 통제 하에 있어."라고 알려 주어라.

⑽ 자신을 수용하기

■ '신체 살펴보기' 절차를 사용하라.

■ '자생 호흡 훈련'을 몇 분 동안 실시하면서 계속해서 이완하라.

■ 깊게 이완되었다고 느껴질 대, 스스로에게 다음의 암시를 걸어라. "'반드시'라는 단어를 보내 버린다. 나의 모든 인간성을 스스로 받아들인다. 호흡하고, 느끼고, 내가 할 수 있는 최선을 다한다." 이 만트라를 당신에게 더 들어맞고 진실로 느껴지는 방식으로 다시 작성하라. 당신 스스로가 당신을 수용한다는 기본 메시지를 전달하는 것이라면 어떤 내용이라도 효과가 있다.

나만의 이완 테이프 만들기

❧ 이완 테이프란

이완을 위한 최선의 방법 중 하나는 나만의 오디오 테이프를 만드는 것이다. 12분에서 20분 정도의 테이프를 앞서 연습했던 여러 주요 기법들을 통합시키면 훌륭한 나만의 "이완연습" 기법이 될 수 있다.

⑴ 나만의 테이프를 통한 이완 연습의 장점

시중에는 수많은 이완 테이프들이 있다. 그러나 나만의 테이프를 만드는 데에는 장점이 있다.

첫째, 효과 없는 부분은 삭제하고 특별히 효과적인 기법은 유지하고 강조할 수 있다.

둘째, 장시간의, 짧은 이완 연습을 위해 원하는 만큼 많은 또는 적은 수의 이완 기법들을 조합할 수 있다.

셋째, 창의적으로 만들 수 있다. 특히 편안하거나 평온하게 해주는 나만의 접근법을 개발할 수도 있고, 특별한 이완 또는 대처 만트라를 만들 수도 있으며, 또는 특정 심상을 시각화할 수도 있다.

넷째, 자기 자신의 목소리를 사용하면 특히 더 친근감 있고 친숙한 테이프를 만들 수 있다.

마지막으로, 테이프에 원하는 음악이나 음향 효과를 넣을 수도 있고 또는 배경음을 완전히 고요하게 남겨 놓을 수도 있다. 이완 테이프는 또한 수동적이고 싶을 때 그리고 무엇을 해야 하는지 이야기 듣고 싶을 때 큰 도움이 될 수 있다. 혼자서 이완 절차의 각 단계를 생각해 내는 것보다 테이프에 내용을 녹음해 놓고 그 지시를 따르는 것이 훨씬 더 쉽다.

⑵ 유효성

▪ 모든 스트레스 증상 또는 스트레스 관련 질병에 효과적이다.
▪ 녹음된 이완 절차는 특히 힘이 없거나 동기가 낮을 때 도움이 된다.
▪ 이완 프로그램을 더 일관되게 수행할 수 있다.

⑶ 테이프 완성 시간

실제적인 이득을 얻을 수 있을 정도로 충분히 잘 들어맞는 테이프를 만들기 위해 일주일 동안 테이프를 만들 수도 있다. 좋은 생각이 떠오를 때마다 특정 부분의 내용을 다시 쓰고, 추가하거나 삭제하면서 정기적으로 테이프를 바꿀 수도 있다. 최소한 하루에 두 번, 아침과 저녁에 만든 테이프를 들으려고 노력한다.

⑷ 지침

[녹음 목소리]

■ 단조롭고 거의 변화가 없는 톤으로 말하라. 억양 변화가 없는 목소리로 녹음을 하면 내 초점을 내부로 향하게 해 주어서 주의를 산만하게 하는 어떤 목소리가 아니라, 내 몸에 주의를 기울이게 해 주고 이완 연습에 집중하게 해 줄 것이다.

■ 천천히 말하라. 깊게 호흡할 수 있는, 팔을 긴장시키거나 이완 시킬 수 있는 또는 시각화할 수 있는 충분한 시간을 주어라. 너무 성급하게 이완 테이프를 녹음하면 그 목적이 달성되지 못한다.

■ 중요한 단어나 지시를 특히 강조하고 싶을 때는 단지 모음을 길게 끌면서 그 단어를 더 천천히 말하여라. "근육을 느스으으은하게 이완시키고… 기이이이잎게 호흡하고… 이마를 비단처

럼 부드러어어어업게 하라."

[배경음악]

많은 사람들이 이완 테이프의 배경으로 음악을 넣는 것을 좋아한다. 그렇지만, 배경음악을 넣는 것에는 두 가지 문제가 있다. 첫째, 오류를 수정하기 위하여 녹음을 멈출 수 없다. 그럴 경우 녹음을 멈출 때마다 배경음이 잘릴 것이다. 둘째, 음악을 녹음할 정도로 적당한 음향시설이 갖추어진 녹음실이 별로 없다. 소리가 듣기 거북해지거나 소리 울림이 나타나기 쉽다.

그러나 음악이 중요하다고 생각된다면, 배경음을 넣고 실험해 보라. 마이크를 스피커에 더 가깝게 또는 더 멀리해서 녹음해 보라. 음악의 볼륨을 다르게 해서 녹음해 보라. 뉴에이지 음악을 좋아한다면, George Winston, Will Ackeman, Shadowfox, Steve Halpem이나 Andreas Vollenweider의 음악이 매우 평온한 배경음을 제공해 줄 수 있을 것이다. 클래식 음악을 좋아한다면, 음악 및 심상 연구소(Institute for Music and Imagery)에 의해 추천된 작품들을 사용할 수도 있다.

이완할 때, 암시 상태에 빠지게 된다. 테이프를 듣는 시간은 내가 기억하고자 노력하는 나만의 중요한 긍정적 생각, 대처 전략 및 새로운 태도를 상기시켜 주는 이상적인 시간이다. 이러한 긍정적 생각과 상기시켜 주는 문장들을 매일 바꿀 수도 있다. 또는, 테이프를 들을 때마다 중요한 기본적인 진실을 반복하여서 점진적으로 내 잠재의식 속에 이러한 믿음이 깃들게 할 수도 있다.

여기에 테이프를 듣는 동안 내가 사용하고자 할 수도 있는 유용한 긍정적 사고들의 몇 가지 예가 제시되어 있다.

① 매일 나는 점점 더 이완된다.

② 나는 나의 몸, 모든 느낌, 모든 감각을 받아들인다.

③ 나는 스트레스를 느낄 때 깊고 차분하게 호흡한다.

④ 나는 상사에게 솔직하고 분명하게 말할 수 있다.

⑤ 나는 아내에게 내 욕구와 감정을 표현하고 있다.

⑥ 나를 기분 좋게 만드는 것은 나의 책임이다.

⑦ 내 배는 느슨하고 평온하다.

⑧ 어깨의 뭉친 곳이 풀리고 있다.

⑨ 나는 사랑스럽고 다정하다.

⑩ 나는 사랑스럽지 못한 생각들을 멈출 수 있다.

⑪ 나는 내 물리학 과목에서 좋은 성적을 받을 것이다.

⑫ 스트레스를 느낄 때마다, 나는 내 몸을 평온한 빛으로 채울 것이다.

긍정적 생각에는 특정한 이완 지시, 행동 변화를 위한 암시, 치유를 위한 심상, 자존감 향상을 위한 암시, 성공을 위한 만트라, 태도 변화를 상기시켜 주는 문장 및 결국 모든 것이 좋게 될 것이라는 주장이 포함될 수 있다. 무언가를 변화시키고자 한다면, 그러한 행동을 하도록 상기시켜 줄 수 있는 긍정적 생각을 작성하라. 그러한 진술문을 긍정적으로 만들고, 그 내용은 정확하게 내가 성취하고자 하는 것이어야 한다.

만트라와 긍정적 생각은 내가 만들고자 하는 변화에 대한 정신적 그림인 심상과 조합될 때 가장 효과적이다. 배가 이완되고 평온해지기를 원한다면, 꼬인 줄이 풀린 것을 상상하라. 나를 상상하라. 물리학과목에서 좋은 성적을 받고자 원한다면, B+이나 A를 받은 성적표를 상상하라.

❀ 나에게 맞는 이완 문구 만들기

먼저 전체 내용을 모두 읽어 보고 포함해도 적절하다고 느껴지는 절들에 표시하라. 당신에게 잘 들어맞는지 여부를 알아보

기 위해 절들을 추가하거나 삭제하면서 다음 몇 주간 테이프를
여러 차례 녹음할 수도 있다.

(1) 나만의 이완 문구 구성
[이완문 : 깊은 호흡]

눈을 감으세요. 손을 아랫배 위 벨트 바로 위에 올려놓으세요.
숨을 깊게 아랫배까지 들이마시세요. (잠시 멈춤) 계속 호흡하
면서 입술 사이로 공기가 휘~ 하고 빠져나가는 소리를 들으세
요. (잠시 멈춤) 준비가 되었으면 다시 한 번 깊게 숨을 들이쉬
세요. 숨을 들이마실 때 배가 천천히 올라가는 것을 느껴 보세
요. 입술로 바람을 부는 것처럼 휘~ 소리를 내며 숨을 내뱉으
세요. 매번 호흡을 하고 나면 더욱더 이완됩니다. 호흡을 할
때마다 온몸과 마음이 깨끗해지고 이완됩니다.
다시 한 번 깊게 아랫배까지 숨을 들이마시세요. 배가 부풀어
오르는 느낌을 느껴 보세요. 이완되면, 입술을 통해 공기가 부
드럽게 빠져나옵니다. 다시 한 번 깊게 아랫배까지 숨을 들이
마시세요. 배가 부풀어 오르는 느낌을 느껴 보세요. 이완되
면, 입술을 통해 공기가 부드럽게 빠져나옵니다.
다시 한 번 깊게 호흡하면서 깨끗하고, 순수하며 하얀색의 공
기가 발바닥을 통해 들어오는 것을 상상하세요. 그 공기가 온
몸을 통해 퍼지고, 긴장과 스트레스의 찌꺼기들을 모으고 있

다고 상상하세요. 몸의 스트레스와 긴장을 받아들임에 따라 그 공기의 색이 더 짙어집니다. 입술을 통해 그 검은 공기기가 배출되면서 온몸이 깨끗해지고 상쾌해지면 이완되는 모습을 상상하세요.

이제 깊고 정화시켜 주는 숨을 들이쉬고 그 공기가 몸의 스트레스와 긴장을 깨끗하게 해 주는 느낌을 느껴 보세요. 호흡과 함께 긴장이 몸에서 떠나는 모습을 상상해 보세요. 매번 깊게 호흡할 때마다 온몸에 평화로움과 평온함이 퍼지는 느낌을 즐기면서 이완하세요. 발바닥에서 또 한 번 호흡이 들어오면서 정화되고 깨끗해지는 모습을 상상해 보세요. 그 호흡은 몸의 마지막 긴장까지 제거해 주고 있습니다. 숨을 내쉬면서 몸이 깨끗해지고 깊게 이완되는 것을 느껴 보세요.

[이완문 : 깊은 세기]

이제 천천히 호흡하면서 자동으로 호흡이 되게 하세요. 매번 호흡할 때마다 계속해서 이완됩니다. 조용하고 평온하게 호흡하고 있습니다. 편안하고 자연스럽게 숨을 들이쉬고 있습니다. 숨을 내쉴 때마다, "하나"라고 조용히 말하세요. 계속해서 숨을 들이쉬고 내쉬면서, 매번 숨을 내쉴 때마다 "하나"라고 말하세요. 생각이나 지각이 숨 쉬는 것으로부터 주의를 빼앗을 때마다, 그것을 지나가게 하고 "하나"라고 말하는 것으로

돌아오세요. 자연스럽고, 평온하게 호흡하면서, 숨을 내쉴 때
마다 "하나"라고 말하세요.

→ 이 연습을 정말로 즐기기 위해 테이프를 1분에서 2분 정도
비워 놓는다.

⑵ 점진적 이완 문구 구성

〔이완문 : 적극적인 점진적 이완〕

이제 몸의 다른 부분은 이완시킨 상태에서, 오른손 주먹을 쥐
세요. 더 세게 쥐세요. (5초 동안 잠시 멈춤) 이제 이완하세요.
근육에 힘을 주었을 때와 힘을 뺐을 때의 느낌을 비교해 보세
요. 근육이 이완할 때 발생하는 화끈거리는 듯한 기분 좋은 느
낌에 주목하세요. 이제 팔을 더욱 이완시키세요. 마지막 근육
긴장까지 내보내면서 의자가 팔을 떠받치고 있게 하세요.

이제 왼손 주먹을 쥐세요. 더 세게 쥐세요. (5초 동안 잠시 멈춤)
이완하면서 오른팔에서 느껴지는 느슨해지는 느낌을 즐겨 보
세요. 긴장했을 때와 이완했을 때의 차이를 느껴 보세요. (잠시
멈춤)

이제 양 팔꿈치를 구부리면서 이두근을 긴장시키세요. 이두근
을 가능한 강하게 긴장시키고 팽팽한 느낌을 지켜보세요. (5초
동안 잠시 멈춤) 이완하시고, 팔을 쭉 펴세요. 이완시키면서 그

차이를 느껴 보세요. (잠시 멈춤)

이제 머리에 집중하면서 할 수 있는 한 강하게 이마에 주금을 잡으세요. (5초 동안 잠시 멈춤) 이제 이완하면서 이마를 부드럽게 펴세요. 이마와 두피 전체가 부드러워지고 이완되는 모습을 상상하세요. (잠시 멈춤) 이제 얼굴을 찡그리면서 이마 전체에 퍼지는 긴장감에 주목하세요. 긴장감과 팽팽한 느낌을 느껴 보세요. (잠시 멈춤) 이제 긴장을 풀고, 눈썹이 다시 부드러워지게 하세요. 긴장되었을 때와 이완되었을 때 이마에서 느껴지는 느낌의 차이에 주목하세요. (잠시 멈춤)

이제 턱을 꽉 다물면서 더 세게 다물면서 턱 전체에서 느껴지는 긴장감을 주목하세요. (5초 동안 잠시 멈춤) 턱을 이완시키세요. 턱이 이완되면, 입술이 벌어질 것입니다. 긴장되었을 때와 이완되었을 때 턱에서 느껴지는 느낌의 차이를 느껴 보고 그 차이를 구분해 보세요. 입술과 혀를 이완시켰을 때 어떠한 느낌이 드는지에 주목하세요.

이제 양어깨를 올리세요. 어깨 사이로 머리를 구부리면서 긴장을 유지하세요. (5초 동안 잠시 멈춤) 이완하세요. 어깨를 내리면서 이완감이 목과 어깨로 퍼져 나가는 느낌을 느끼세요. 순수한 이완, 더 깊이 더 깊이. 어깨 위에서 목이 얼마나 느슨하고 편하게 균형 잡고 있는지 느껴 보세요.

몸 전체를 이완시키세요. 편안함과 무거움을 느껴 보세요. 깊게 숨을 들이쉬고 그 공기가 배에 가득 차게 하세요. (잠시 멈춤) 이제 휘~ 소리를 내며 공기가 빠져나가도록 숨을 내쉬세요. 계속해서 이완하면서 자유롭고 부드럽게 호흡하세요.

이제, 배에 힘을 주고 멈추세요. 긴장감에 주목하세요. (5초 동안 잠시 멈춤) 이완하세요. 손을 배 위에 올려놓으세요. 손이 위로 들려지도록 아랫배까지 숨을 깊게 들이마시세요. 멈추세요. (잠시 멈춤) 이완하세요. 긴장되었을 때와 공기가 빠져나갔을 때의 느낌을 비교해 보세요.

이제 등에 집중하세요. 긴장되지 않도록 등을 아주 조금 구부리세요. 허리에서 느껴지는 긴장감에 집중하세요. 긴장감을 느껴 보세요. (잠시 멈춤) 이완하세요. 허리와 골반 근육이 느슨해지는 모습을 상상하면서 의자나 침대 속으로 더 깊이 잠기는 느낌을 느껴 보세요. 허리와 골반 그리고 배의 근육에 있는 모든 긴장감이 빠져나가도록 하는 데에 집중하세요. 배와 등이 점점 더 깊게 이완하면서 의자나 침대에 더 무겁게 더 무겁게 잠기는 느낌을 느껴 보세요. (잠시 멈춤)

이제 양쪽 엉덩이와 허벅지에 힘을 주세요. 긴장 상태를 유지하면서 그 느낌이 어떠한지에 대해 주목하세요. (5초 동안 잠시 멈춤) 이완하면서 긴장감과 느슨해지는 느낌의 차이에 주목하세요. 엉덩이와 허벅지를 이완시키는 것이 어떤 느낌인지 실제로 체험해 보세요. (잠시 멈춤)

이제 발가락을 아래쪽으로 구부려서 종아리가 긴장되게 하세요. 긴장감을 잘 관찰해 보세요. (5초 동안 잠시 멈춤) 이완하세요. 이완감을 느껴 보고 즐기세요. (잠시 멈춤) 이제 발가락을 얼굴 쪽으로 구부려서 정강이를 긴장시키세요. (5초 동안 잠시 멈춤) 다시 이완하면서 다리 모든 곳으로 퍼져 나가는 평화로움과 무거움을 즐기세요.

이완이 깊어 감에 따라 몸이 무거워지는 것을 느껴 보세요. 몸이 점점 더 무거워지면서 더 깊이 더 깊이 이완되는 것을 느껴 보세요. 점점 더 무거워지고 평화로워지고 평온해집니다.

[이완문 : 수동적인 점진적 이완]

이제 몸에 긴장감이 조금이라도 남아 있는지 살펴보세요. 팔을 무겁게 하고 이완되게 하세요. 점점 더 무겁게, 점점 더 깊이 이완하세요. 팔이 점점 더 무거워지면서 마지막 근육 긴장까지 내보내세요. 점점 더 깊이 이완하세요. 모든 근육 긴장을 밖으로, 밖으로 내보내세요.

이제 얼굴도 이완시키세요. 이마가 비단처럼 부드러워지고 이완되면서 모든 긴장과 걱정을 내보내세요. 부드럽게 이완하세요. 양 뺨이 부드러워지고 이완되면서 긴장이 완전히 사라집니다. 양 뺨과 이마가 부드러워지고 이완됩니다.

그리고 턱의 긴장도 모두 내보내세요. 턱이 느슨해지고 이완된 채로, 매달려 있습니다. 혀와 입술이 이완됩니다. 그리고 턱이 완전히 느슨해지고 이완되고, 입술이 아주 조금씩 벌어지기 시작합니다. 마지막 근육 긴장을 내보내면서 입술이 벌어지기 시작합니다. 턱이 느슨해지고 이완됩니다.

이제 목과 어깨의 긴장을 내보냅니다. 어깨가 밑으로 축 처지면서 이완되게 축 처지면서 이완되게 하세요. 목이 느슨해지고 편해집니다. 목과 어깨가 이완되고, 안전함과 편안함을 느낍니다. 어깨를 축 처지게 하면서 마지막 근육 긴장까지 내보내세요.

이제 다시 한 번 숨을 깊게 아랫배까지 들이마시세요. 숨을 들이마실 때 배가 위로 들어 올려집니다. (잠시 멈춤) 이제 숨을 내쉬면서 입술에서 휘~ 하는 소리가 나도록 하세요. 배와 가슴 그리고 등 전체에 이완감이 퍼지는 느낌을 느껴 보세요. 다시 한 번 깊게 숨을 들이쉬면서, 공기가 가슴과 배와 등을 이완시키는 느낌을 느껴 보세요. 휘~ 하는 소리와 함께 숨을 내쉬면서, 몸 아래쪽의 마지막 근육 긴장까지 빠져나가는 느낌을 느껴 보세요. (잠시 멈춤)

이제 다리에 집중하세요. 다리가 점점 더 무거워지고 점점 더 깊이 이완되게 하세요. 점점 더 무거워지면서 마지막 근육 긴장까지 내보내세요. 긴장을 밖으로 밖으로 내보내면서, 다리가 점점 더 무거워지고 점점 더 깊이 이완됩니다. 다리가 납 파이프인 것처럼 무섭게 이완된 모습을 상상할 수도 있습니다.

이제 온몸이 이완된 느낌이 느껴집니다. 모든 세포가 이완되고, 평온해지고 고요해집니다. 다리와 팔이 무거워지고 이완되어 있고, 얼굴이 부드러워지고 이완되어 있고, 턱이 느슨하게 느슨하게 매달려 있습니다. 목과 어깨가 이완되어 있고 어깨가 축 처지고 이완되어 있습니다. 다시 한 번 깊게 숨을 들이쉬세요. (잠시 멈춤) 그렇게 하면서 온몸이 평화로움, 평안함 그리고 이완감으로 가득 차게 될 것입니다.

⑶ 특별한 장소 이완 문구 구성

[이완문 : 특별한 장소]

이제 평화로움, 평안함 그리고 이완됨을 느끼는 장소, 안정감과 안전함을 느끼는 장소를 상상해 보세요. 밖인지 안인지, 과거의 장소인지 현재의 장소인지 아니면 한 번도 본 적이 없는 장소인지 살펴보세요. 이곳은 나만의 특별한 장소, 나만의 특별한 피난처와 안식처입니다. 나는 이제 그곳으로 가고 있습니다. 나는 그 특별한 장소의 모양과 색깔을 볼 수 있습니다. 그림처럼 모든 세부 사항들을 볼 수 있습니다. (잠시 멈춤) 이제 나만의 특별한 장소의 소리를 듣기 시작합니다. 보고 들으십시오. (잠시 멈춤)

이제 나만의 특별한 평화로움과 깊은 평온함에 흠뻑 젖어 봅니다. 특별한 장소의 평화로움과 평안함이 온몸에 퍼져 나가게 하면서 깊게 숨을 들이쉬세요. 잠시 동안 나만의 특별한 장소를 즐기세요. 그 평화로움일 나를 감싸게 하고 이완하세요. (1분에서 2분 동안 잠시 멈춤)

⑷ **자생훈련과 대처심상 이완 문구 구성**

[이완문 : 자생훈련 주제]

아랫배까지 깊게 숨을 들이쉬세요. 숨을 들이쉬면서, "따뜻한"이라는 단어를 스스로에게 말하세요. 숨을 내쉬면서, "무거운"이라는 단어를 말하세요. (잠시 멈춤) 다시 한 번 깊게 숨을 들이쉬면서, "따뜻한"이라고 생각하세요. (잠시 멈춤) 숨을 내쉬면서 "무거운"이라고 생각하세요. 이제 내 속도대로 깊게 호흡하면서, 들이쉬면서 "따뜻한"이라고, 내쉬면서 "무거운"이라고 생각하세요. 팔과 다리에서 느껴지는 따뜻함과 무거움을 느껴 보세요. 매번 호흡할 때마다 온몸에 그 느낌이 퍼지게 하면서, 점점 더 무거워지고 따뜻해지고 이완되는 느낌을 느끼면서 모든 근육을 이완시키세요. (90초 동안 잠시 멈춤)

[이완문 : 대처 심상]

평화로움과 이완감에 주목하세요. 이 느낌을 일상생활로 가져오는 모습을 상상하세요. 자신 있고, 이완되면 차분하게 말하는 내 모습을 상상해 보세요. 친구, 동료, 가족에게 미소 짓는 내 모습을 상상해 보세요. 내 욕구와 걱정을 말하는 내 모습이 편안해집니다.

상사 앞에, 거의 알지 못하는 사람 앞에, 낯선 사람 앞에 편안하고 차분하게 서 있는 내 모습을 상상하세요. 그 사람들과의 대화를 즐기면서 미소 짓고 있는 내 모습을 상상하세요. 내 마음속에 무슨 생각이 들어 있는지 말할 수 있습니다. 어떤 느낌이 들고 어떤 생각이 드는지, 내가 이해한 그대로 분명하게 말합니다. 자세는 이완되어 있지만 바르게 서 있습니다. 강하고 유능한 느낌을 느낍니다.

⑸ 긍정적 생각과 닻 내리기 이완 문구 작성

[이완문 : 긍정적 생각]

이제 긍정적 생각을 기억할 시간입니다. 그 생각을 천천히 말하면서 그때 어떠한 심상이 동반되면 그 심상에 집중하세요. 긍정적인 사고에 정말로 깊이 잠길 수 있도록 시간을 주면서, 적절하다고 느낄 만큼 충분히 그 생각을 반복하세요. (20초 동안 잠시 멈춤)

[이완문 : 닻 내리기]

이제 몸의 모든 부분에서 이완감을 느낍니다. 팔과 다리에서
느껴지는 무거움과 평화로운 느낌에 주목하세요. 턱의 느슨함
과 목과 어깨에서의 이완감을 느껴 보세요. 깊게 호흡하면서,
숨을 내쉴 때에 마지막 긴장이 몸을 떠나갈 것입니다. (잠시 멈
춤) 완전히 편안해진 느낌을 느껴 보세요.

이제 몸이 이완되었을 때 어떠한 느낌인지에 대해 계속해서 자
각하면서, 오른손을 왼쪽 손목 위에 놓으세요. 손목을 부드럽
지만 단단하게 쥐세요. 이런 식으로 손목을 쥘 때마다 이는 이
완의 신호가 될 것입니다.

1분 안에 신속하게 이완하는 법

❀ 스트레스 상황에서 빠르게 이완하기

⑴ 응용된 이완 기법

응용된 이완 훈련은 증명된 이완 기법들을 모아서 만든 프로그램이다. 결합된 효과는 단 몇 분 내에 높은 스트레스의 영향을 전환하도록 당신을 도울 정도로 빠르고 강력하다. 프로그램이 점진적이기 때문에, 나는 몇 주 과정에 걸친 연습에 새로운 특징들을 부가하게 될 것이며, 동시에 습관화된 다른 특징들을 버릴 것이다. 결국 20초에서 30초 내에 깊은 이완을 성취할 수 있게 하여, 스트레스가 많은 상황에 처하게 되었을 때 내 몸과 마음을 신속하게 이완할 것이다.

스웨덴의 내과의사인 Ost는 1980년대 말에 응용된 이완기법을 개발하였다. Ost는 공포증이 몰려오는 상황에 접했을 때 덮쳐오는 불안을 헤치고 빠져나갈 수 있는 빠르고 확실한 방법이 필요한 공포증 환자들을 치료하였다. Ost는 이 기법이 심각한 공포증 환자들에게도 높은 성공률을 보이는 것을 발견하고서, 응용된 이완 프로그램이 일상적인 싸움과 좌절에서부터 불면증에 이르기까지의 다양한 생활 상황들에 유익할 수 있다는 것을 발견하였다.

일반적으로 프로그램은 먼저 당신에게 신체적인 이완 과정을 이용하여 이완하는 것을 훈련한다. 그다음 나는 통제된 이완 반응으로 나아가고, 최종적으로 명령에 의해 이완하는 것을 배우게 된다. 나는 또한 느슨한 연습 상황에서 실행해 보고 실생활의 상황들에 기법을 적용해 보는 과정으로 나아갈 것이다. 응용된 이완 훈련은 5단계를 통하여 진행된다.

- ✓ 점진적인 이완(Progressive relaxation)
- ✓ 단지 풀어 주기만 하는 이완(Release-Only Relaxation)
- ✓ 단서에 의해 통제된 이완(Cue-controlled relaxation)
- ✓ 신속한 이완(Rapidirelaxation)
- ✓ 응용된 이완(Appliedlrelaxation)

Ost의 응용된 이완의 최초의 기법에는 자극에 의한 통제된 이완 다음에, 다른 신체의 부분들은 이완되어 있는 동안, 어떤 한 부분을 팽팽하게 긴장시키는 '차별적인 이완'이라고 부르는 또 다른 단계가 포함되었었다. 이것은 점진적인 이완의 변형으로, 응용된 이완 프로그램의 학습에 필수적인 것은 아니다.

⑵ 유효한 증상들

응용된 이완 프로그램이 공포증 환자를 치료하기 위하여 개발되었지만, 공황장애, 일반화된 불안 장애, 두통(긴장성 두통, 편두통, 그리고 혼합된 두통), 등통, 관절통, 아동과 성인의 간질, 이명 등을 포함한 폭넓은 영역에 적용되었다. 응용된 이완 훈련은 또한 임상 현장에서 발병된 불면증, 심장병 노이로제, 화학요법으로 야기된 메스꺼움에 시달리는 암 환자에게 유용하다는 것이 밝혀졌다.(Ost, 1987) Ost는 거의 모든 사람들이 응용된 이완 훈련을 학습할 수 있으며, 그의 경험적 연구에서 90%에서 95%의 환자들이 그 훈련으로 이득을 얻었음을 발견하였다.

✤ 빠르게 불안을 떨쳐 내는 이완 기법 #5

⑴ 점진적 근육 이완

점진적 근육 이완은 주요 근육군 각각에서의 긴장과 이완 사의의 차이를 인식, 긴장한 근육과 깊게 이완된 근육 사이의 차이를 느낄 수 있다면, 지속적으로 괴로움을 주는 지점을 확인할 수 있을 것이고, 의식적으로 긴장 안에 고착된 괴로움을 제거할 수 있을 것이다. 더 깊은 이완 상태로 당신 근육을 이끌 수 있을 것이다.

⑵ 단지 풀어 주기만 하는 이완

■ 팔을 옆으로 늘어뜨리고 안락한 의자에 앉아, 내가 편안해질 때까지 이리저리 조금씩 움직여라.

■ 내 호흡에 집중하는 것으로 시작하라. 깊게 숨을 쉬고, 복부와 아랫가슴과 윗가슴에 신선한 공기가 가득 채워지는 것을 느껴라. 보다 곧게 앉은 채로 잠시 숨을 멈추어라. 그다음 모든 긴장 상태 와 걱정이 속속 빠져나가는 것을 느끼면서 입으로 천천히 숨을 내쉬어라. 완전히 숨을 내쉰 후에, 복부와 가슴의 힘을 빼고 편안하게 하라. 매 호흡마다 보다 편안하게 이완되고 있다는 것에 주의를 기울이면서, 완전하고, 평온하면서, 한결같은 호흡을 지속하라.

■ 이제 모든 주름을 부드럽게 하면서, 이마를 이완하여라. 계속 깊게 호흡하면서…. 이제 눈썹의 긴장을 풀고 편안하게 하라. 턱 아래로 모든 긴장을 녹아 없애지게 하라. 모든 것을 편안하게 놓아라. 이제 입술을 벌리고, 혀의 긴장을 풀고 편하게 하라. 숨을 들이쉬고 내쉬면서 목구멍을 이완하라. 이제 얼굴 전체가 얼마나 평온하고 느슨하게 느껴지는지 주의를 기울여라.

■ 머리를 부드럽게 흔들면서 목이 이완하는 것을 느껴라. 어깨의 힘을 빼고 떨어뜨려라. 모든 방향을 아래쪽으로 떨어지게 하라. 목이 느슨해지고, 어깨는 묵직하고 낮다. 이제 이완의 느낌이 팔을 지나서 손가락 끝까지 이동하게 하라. 내 팔은 묵직하고 느슨하다. 턱 역시 이완되어 있기 때문에 내 입술은 여전히 벌리고 있다.

■ 깊게 안으로 숨을 들이쉬고 복부가 팽창되는 것을 느끼고, 그다음 가슴이 팽창되는 것을 느껴라. 잠시 숨을 멈추고, 입으로 부드럽게 천천히 숨을 내쉬어라.

■ 이완 느낌이 복부로 피지게 하라. 복부의 모든 근육들이 본래의 형태를 취하면서 긴장에서 놓여나는 것을 느껴라. 허리의 긴장을 풀고 편안하게 하고, 등의 긴장을 풀어라. 깊게 숨쉬는 것을 계속하라. 내 상반신이 어떻게 느슨하고 묵직하게 느끼는지에 주의를 기울여라.

■ 이제 하반신을 이완하라. 의자 안으로 엉덩이가 내려앉는 것을 느껴라. 허벅다리를 이완하라. 무릎을 편안히 이완하라. 이완의 느낌이 장딴지를 지나서 발목까지, 발바닥까지, 발가락 끝까지 아래로 이동하는 것을 느껴라. 마룻바닥에 대고 있는 내 발은 따뜻하고, 묵직함을 느낀다. 매 호흡마다 이완이 깊게 됨을 느껴라.

■ 호흡을 지속하면서 긴장에 대한 당신 몸의 상태를 꼼꼼히 살펴보라. 다리가 이완된다. 등이 이완된다. 어깨와 팔이 이완된다. 얼굴이 이완된다. 평화와 따뜻함 그리고 이완의 느낌만이 있다.

■ 만약 어떤 근육을 이완하기가 어렵다면, 지금 그곳으로 주의를 돌려라. 등인가? 어깨인가? 허벅다리인가? 턱인가? 그 근육으로 관심을 돌려, 지금 그 근육을 팽팽하게 긴장시켜라. 보다 팽팽하게 죄다가 풀어라. 깊고 깊은 이완 속으로 다른 부분의 신체와 연결되는 것을 느껴라.

(3) 단서에 의해 통제된 이완

■ 양팔을 양쪽으로 늘어뜨리고 바닥에 발을 늘어뜨린 채, 의자에 편안하게 앉아라. 깊은 호흡을 하고 잠시 그대로 멈추어라. 부드러운 입김 속에 공기를 뿜을 수 있는 만큼 멀리, 그날의 걱정을 멀리 날려 버리는 것에 집중하라. 내 허파를 완전히

비우고 복부와 가슴이 이완하는 것을 느껴라.

▪ 이제 단지 풀어 주기만 하는 이완 기법을 이용하여서, 이마에서 쭉 아래로 내려가 발가락까지 이완하는 것으로 시작하라. 30초 안에 당신 자신을 완전히 이완할 수 있는지를 살펴보라. 만약 더 많은 시간이 필요하다면, 그것도 괜찮다.(만약 녹음테이프를 만들고자 한다면, 이 부분에서 이완하기 위한 30초 정도 잠시 멈추어라.)

▪ 나는 이제 평온하며 마음이 편안하다. 당신 복부와 가슴은 안과 밖으로 천천히 움직이고 있으며, 한결같이 호흡을 하고 있다. 매 호흡마다 이완감은 깊어진다.

▪ 숨을 들이마실 때 "숨을 들이쉰다.", 그리고 숨을 내쉴 때 "이완한다."라고 스스로에게 되뇌면서, 깊고 규칙적으로 호흡을 계속하라.(만약 녹음테이프를 만들고자 한다면, 테이프에 이러한 말들을 녹음하고, 각각의 되풀이에 약 8초 정도의 여유를 주어라.)

▪ 숨을 쉴 때마다 "숨을 들이쉰다.", "이완한다."라는 말을 되뇌면서, 몇 분 동안 이러한 방식으로 호흡을 계속하라.(테이프에는 이 말들을 다시 녹음하지 말라, 이 부분은 스스로에게 조용히 직접 말을 할 때 가장 효과적이다.) 숨 쉬는 과정마다 의식적으로 그 말들에 모든 주의를 집중하라. 매 호흡마다 근육이 보다 깊게 보다 편안하게 이완함을 느껴라. "이완한다."라는 말이 당신 마음의 모든 다른 사고를 밀어내게 하라. 할 수 있다면 내 초

점을 깊게 하기 위해서 눈을 감아라.(만약 녹음테이프를 만들고자
한다면, 지시문들의 녹음을 계속하기 전에 1~2분 정도 침묵하라.)

■ 이제 숨을 들이쉬고…. 긴장이 풀기를 지속하면서 다시 그
말들에 귀를 기울여라.

■ 이제 몇 분 동안 의식적으로 이러한 말들을 되뇌면서 호흡을
계속하라. 매 호흡에 평화가 오고, 평온이 들어오며, 걱정이
사라지고, 긴장이 나가는 것을 느껴라.(여기에서 테이프 녹음을
멈추어라.)

■ 시간이 있다면, 10분에서 15분 정도 후에 단서에 의해 통제
된 이완 전 과정을 되풀이하라.

⑷ 신속한 이완

신속한 이완을 통해 내가 이완하는 데 필요한 시간을 30초 이
내로 앞당길 수 있다. 손목시계나 어떤 일정한 탁상시계, 또는
화장실로 가는 거실로 걸어갈 때 지나치는 그림과 같은 내가
하루 내내 규칙적으로 보는 어떤 것을 선택하라.

시작할 수 있을 정도로 준비되었을 때, 내 특정한 단서를 바라
보라. 숨을 들이쉬고, 이완하라. 숨을 들이쉬고, 이완하라.
내 특정한 단서를 바라보는 것을 계속하면서, "이완한다."라고
생각하라. 숨을 들이쉬고, 긴장을 풀어라. 나는 숨을 깊고 고
르게 쉬고 있다. 그리고 나는 숨을 내쉴 때마다 "긴장이 풀린

다."라고 생각하기를 계속하고 있다. 이완이 내 신체 구석구석으로 퍼지게 하라. 긴장 시의 몸을 자세히 살피고, 내가 지금 행하고 있는 어떠한 활동에서도 필요로 하지 않는 모든 근육에 대해서도 가능한 한 많이 이완하라.

하루 내내 내 특정한 단서를 바라볼 때마다, 다음과 같이 가능한 한 많이 이완하라.

- 입으로 천천히 숨을 내쉬면서, 두 번 내지 세 번 깊고, 고르게 호흡하라.
- 깊게 호흡하는 것을 지속하면서, 숨을 내쉴 때마다 "이완한다."라고 생각하라.
- 긴장 시의 몸을 자세히 살펴보라. 이완이 필요한 근육에 의식을 집중하고, 이완하라.

⑸ 응용된 이완

응용된 이완 훈련의 마지막 단계는 불안을 유발하는 상황에 직면하였을 때, 재빨리 이완하는 것을 의미한다. 스트레스 반응이 일어나는 것을 알아차린 순간 깊은 호흡을 시작하는 것으로, 내가 신속한 이완에서 연습했던 것과 같은 기법을 이용할 것이다.

만약, 가파른 호흡, 발한 또는 증가된 심장 박동률과 같은 신체의 특정한 스트레스 경고 신호에 확신이 없다면, 신체 자각 연습으로 되돌아가라. 스트레스와 함께 나타나는 생리적인 신호를 확인할 수 있는 것이 빠르면 빠를수록, 보다 더 효과적으로 스트레스 반응이 쌓이기 전에 개입할 수 있다.

스트레스 신호(숨을 죽이고, 심장이 뛰어 오르고, 뜨겁게 열이 오르는 것을 느껴라)를 알아차린 순간, 다음의 세 단계를 시작하라.

- 2분 내지 3분 깊고 고르게 호흡하라.
- 깊게 호흡을 유지하면서 당신 자신에게 다음과 같은 평온한 말들을 생각하라. 만약 내가 선호한다면, 숨을 내쉴 때마다 "이완한다."라고 생각하는 것을 당신 자신에게 들리게 할 필요가 있다.
- 긴장 때의 내 몸을 자세히 살펴보고, 활동을 지속할 필요가 없는 근육을 이완하는 것에 집중하라.

스트레스 반응을 느끼는 것에 근접하게 하여 시작하기 위해, 계단을 뛰어오르거나 또는 팔 벌려 뜀뛰기를 마친 후에, 먼저 이 지시들을 연습하라. 내가 자신감이 생겼을 때 동료와 싸우거나 상사와 불쾌한 마주침을 하는 것과 같은 스트레스가 많은 상황을 시각화하라. 최종적으로 실재적인 일상에서 스트레스가 많은 상황에 처하게 되었을 때, 이 세 단계들을 이용하는 것을 연습하라. 생각을 집중하기 위해 잠깐 멈춘 다음, 세 단계들을 상기하고, 그 즉시 그 결과 속에 그 상황들을 주입하라. 오로지 당신만이 내가 무엇을 하고 있는지를 알 필요가 있으며, 당신과 당신 주위에 있는 사람들은 위기에 닥쳤을 때의 평온함으로 모든 이득을 넘겨받게 될 것이다.

"오른손으로 왼쪽 손목을 쥘 때마다 지금 느끼고 있는 깊은 이완감을 다시 느낄 것입니다. 깊게 호흡하세요. 공기가 몸을 깨끗하고 상쾌하게 해 주는 느낌을 느껴 보세요. 이완의 치유 에너지가 팔과 몸 전체를 통해 흐르는 느낌을 느껴 보세요. 손과 손목을 잡으면, 하나의 완전한 순환 고리가 형성되어서 치유 에너지가 흐르고 몸의 모든 부분에 도달할 수 있게 됩니다. 이제부터, 이완하고 싶을 때면 언제나 오른손으로 왼쪽 손목을 쥐면 됩니다."

생각이 많은 당신을 위한 생각 다루는 법

❀ 비합리적 생각들

내가 의식하고 있는 일상생활의 거의 모든 순간, 당신이 세상에 대해 기술하고 해석하는 내적인 생각 언어행위를 하게 된다. 만약 그 해석이 정확하게 현실에 가깝다면, 당신은 기능을 잘하고 있는 것이다. 만약 그것이 비합리적이고 사실이 아니라면, 당신은 스트레스와 정서적인 혼란을 경험하게 된다.

예를 들어, "나는 내 부하 직원에게 절대로 무례하게 대해서는 안 돼. 만약 그렇게 한다면, 나는 비열한 사람이야."에서 "반드시 ~해서는 안 된다"라는 사고는 결점이나 실수의 가능성을 허락하지 않는다. 부득이한 갈등 상황이 발생했을 때, 이러한 사고에 근거해 하나의 단일 사건으로 전체를, 즉 당신은 스스로를 전적으로 비열하다고 비난한다.

또 한 가지 예를 들어 설명해 보자. "거절당하는 것은 너무 끔
찍해."라는 말은 "거절당하는 것이 불쾌하고 순간적으로 불편
하다는 것을 알아. 그리고 거절당하면 난 낙담할 거야."와 비
교할 때, 더 많은 두려움을 유발한다.

그래서 보다 합리적인 진술문으로 바꿔야 한다. "집안에 더 도
움이 되어야 해."와 같은 단호함은 "만약 내가 집안일을 좀 더
분담한다면, 아마 보다 평화로울 거야."와 같이 말이다.

(1) Albert Ellis 이론

Albert Ellis는 비합리적 생각이나 신념을 논박해서 그것을 실제
적인 진술문으로 대치하는 체계인 합리적 정서치료를 개발하
였다. 이 체계의 기본 논제는 정서가 실제 사건과 상관이 없다
는 것이다. 사건과 정서 사이에는 실제 또는 비실제적인 독백
적 사고가 있다. 이 사고가 불안, 분노, 우울이라는 정서를 유
발한다. 예를 들어 살펴보자.

A. 사실들과 사건들

한 기계를 다루는 김 대리는 그가 고장이라고 확실하게 믿었던
연료 펌프를 교체했으나 자동차의 기능은 나아지지 않았다. 상
사가 매우 화를 내며 이전의 연료 펌프로 복구하라고 요구한다.

B. K직원의 독백

"그는 단지 투덜거리기만 하지. 아무도 그를 만족시킬 수 없어."

"도대체 나는 왜 이렇게 힘든 일을 하는 거지?"

"나는 이 문제를 반드시 해결해야만 해."

"나는 훌륭한 기술자가 아니야."

C. 정서

분노와 분개, 우울이 나타난다.

김 대리는 "그 사람은 정말 나를 미치게 만들었어."라고 말할 지 모른다. 그러나 분노를 유발한 것은 상사의 행동이 아니라, 현실에 대한 김 대리 자신의 해석이다. 비합리적 독백은 변화 될 수 있고, 그에 따른 정서 역시 변화된다.

(2) 유효 증상

[효과]

Rimm과 Litvak(1969)은 부정적인 독백이 실제로 생리적인 각 성을 유발한다는 것을 발견하였다. 즉 비합리적인 사고를 할 때, 신체는 긴장하고 스트레스를 받는다. 비합리적인 독백에 대한 정서적 결과는 불안, 우울, 분노, 죄책감 및 무가치감이 다. 합리적 정서 치료는 이러한 정서의 빈도나 강도를 감소시 키는 데 효과적이다.

【숙달 기간】

① 비합리적인 신념을 평가하고 논박하기 위해서는 충분한 숙제가 필요한데, 대략 2주일 동안 하루 20분씩이 걸린다.

② 합리적 정서를 변화시키는 작업은 하루에 10분씩 대략 2주 걸린다.

⑶ 비합리적인 생각의 근원

모든 비합리적인 생각의 근원은 어떤 일이 당신에게 일어난다는 가정에 있다. 즉, 사건(A)을 경험하고, 독백하고(B), 그다음 독백으로 야기되는 정서(C)를 경험한다. A는 C를 유발하지 않는다. B가 C를 유발한다. 당신의 독백이 비합리적이고 비현실적이라면, 당신이 불쾌한 정서를 만들어 낸다.

⑷ 비합리적인 생각들

비합리적인 독백의 두 가지 일반적인 형태는 "끔찍해."와 "절대로 ~해야 해."라는 진술문이다. Albert Ellis는 기본적인 [10가지 비합리적인 생각]을 제안했으며, 그것은 아래에 목록화되어 있다.

■ 성인이 동료, 가족, 친구들로부터 사랑과 인정을 받는 것이 절대적으로 필요하다.

▪ 반드시 유능해야만 하고 모든 일에 완벽해야 한다.

▪ 나쁘고 부도덕하며 극악한 사람은 반드시 벌받아야 한다.

▪ 사람들과 어떤 일이 내가 좋아하는 방식대로 되지 않는 것은 끔찍한 일이다.

▪ 외적인 사건은 대부분의 인간을 비참하게 한다.

▪ 알려지지 않고, 확실하지 않거나 잠재적 위험이 있는 것은 두려워하거나 불안해야 한다.

▪ 인생의 고난과 책임감에 직면하기보다는 회피하기가 더욱 쉽다.

▪ 자신에게 의지하는 것보다 다른 사람, 더 강하거나 대단한 사람이 필요하다.

▪ 과거는 현재를 결정하는 데 크게 작용한다.

▪ 행복은 무활동, 수동성, 한없는 여유로움으로 얻을 수 있다.

이외에도 또 다른 비합리적인 생각들을 추가시킬 수도 있을 것이다. 비합리적인 생각을 극복하는 가장 좋은 방법은 당신이 불안, 우울, 분노, 죄책감, 무가치감을 경험하는 상황에 대해 생각하는 것이다.

(5) 합리적인 생각을 촉진시키기 위한 규칙

합리적인 생각을 하기 위하여, 당신의 자기 진술문을 아래의 여섯 가지 규칙에 따라 평가해 보라.

▪ 그것은 나에게 아무것도 하지 못한다. 상황이 나를 불안하게 하거나 두렵게 만들지 않는다.

▪ 모든 것은 존재해야 하는 꼭 맞는 방식이 있다. 어떤 상황이 현재 있는 그대로 와 달라져야 한다고 믿는 것은 마술을 믿는 것과 같다. 그것들은 존재하고 있는 그대로다.

▪ 모든 인간은 오류에 빠지기 쉬운 피조물이다.

▪ 손바닥도 맞부딪혀야 소리가 난다. 상대가 있어야 갈등도 생긴다. 비난을 하기 전에 갈등을 지속시키는 데는 갈등하는 한쪽에도 적어도 30%의 책임이 있다.

▪ 원래의 이유는 시간이 지나면 희미해진다.

▪ 우리는 우리가 생각하는 방식으로 느낀다. 사건이 정서를 유발하는 것이 아니라 사건에 대한 해석이 정서를 유발한다.

❧ 비합리적 생각 변화시키기

(1) 비합리적 생각을 변화시키는 합리적 생각 논박 기법

A. 사실을 기록하라.

B. 당신의 독백을 기록하라.

C. 당신의 정서 반응에 초점을 맞추어라.

D. 비합리적인 독백을 논박하고 변화시켜라.
- 논박하고 싶은 비합리적인 생각을 선택하라.
- 이 생각에 대해 합리적으로 지지할 만한 증거가 있는가?
- 이 생각을 부정하는 증거가 무엇이냐?
- 이 생각이 진실이라는 어떤 증거가 존재하는가?
- 나에게 일어날 수 있는 가장 나쁜 일은 무엇인가?
- 좋은 일이 일어날 것인가?

E. 대안적인 독백으로 대치하라.

⑵ 합리적 생각 논박하고 변화시키기

① 비합리적인 생각을 선택하기

너무 외로워.

② 이 생각을 합리적으로 지지할 만한 증거가 있는가?

없다.

③ 이 생각이 잘못되었다는 어떤 증거가 있는가?

혼자 있는 것은 데이트를 하는 것만큼 즐겁지는 않지만, 다른 일을 하면서 즐거움을 찾을 수 있다.

④ 이 생각의 진실에 대한 어떤 증거가 있는가?

없다. 단지 우울하다고 스스로에게 말해 왔다.

⑤ 나에게 일어날 수 있는 최악의 일은 무엇인가?

실망감이 지속될 수 있다.

⑥ 일어날 수 있는 최상의 일은 무엇인가?

더욱더 자신을 믿을 수 있고, 내적자원을 가지고 있음을 깨닫게 되었다.

⑦ 대안적인 생각

⑧ 대안적인 정서

(3) 합리적인 정서와 심상
Dr. Maxie Maultsby(1971)는 합리적 정서 심상을 소개했다. 이 것은 고통스러운 정서를 변화시키기 위한 전략을 개발시키도록 돕는다.

■ 고통스럽고 보통 불쾌한 정서가 수반되는 사건을 상상해 보라. 그 상황에 대해 자세하게 주의를 기울여라. 광경, 냄새, 소리, 당신의 차림, 말하고 있는 것들이다.
■ 당신이 그 사건을 분명하게 상상할 수 있도록, 불편감을 느껴 보라. 분노, 불안, 우울, 무가치감을 느껴라. 그 정서를 피하지 말고 계속 느껴라.
■ 고통스런 정서를 경험한 후에, 자신에게 그것을 변화시키도록 해 보라. 당신은 불안, 우울, 격노 및 죄책감을 근심, 실망, 귀찮음, 후회하는 것으로 대치함으로써 이러한 정서를 근본적으로 변화시킬 수 있다.

▪ 고통스런 느낌을 느끼고 그것을 더욱 강하게 그렇지만 잠시 동안 밀어붙여라. 당신이 그것을 사용했던 방법을 검토해 볼 수 있다.

▪ "나는 이것을 다룰 수 없어. 이것 때문에 내가 미칠지도 몰라."라고 말하는 대신에, 이제 "나는 이전에 이런 상황을 성공적으로 잘 다루어 왔어."라고 말할 것이다. 당신은 자신의 신념, 즉 경험에 대한 자신의 해석을 변화시키다.

김 팀장과 마주칠 때마다 우울을 경험하는 이 대리는 합리적인 정서 심상을 실시하였다. 하루 동안, 그는 우울한 상황을 심상 속에서 그려 보았다. 엄한 김 팀장이 입을 꼭 다문 채 걸어오고, 접근이 가까워 올수록 화장실이나 다른 곳으로 피하고 싶어진다는 것을 잠시 동안 상상한다. 일련의 과정을 상상으로 경험한 후, 그는 매우 불편해지고 우울해졌다.

우울하고 고통스러운 정서를 완전히 느낀 후에, 그는 불편감과 초조감 중 하나의 정서를 변화시키도록 했다. 자신의 정서를 변화시키기 위해 자신의 생각 방식을 검토했다. "상사로부터의 비난과 거절 경험은 너무 끔찍해. 저분이 나에게 거절감을 준다면 나는 무력해질 거야."라는 자신의 생각이 우울감을 만들었고, 이후 생각을 변화시키면서 "나는 무력함을 느끼지 않아. 만약 그와 가까이서 마주친다면, 나는 반갑게 인사하고 평소대로 내 할 일에 집중할 수 있어."라고 말하는 것을 발견했다.

⑷ 상황과 대안적 정서 반응 목록
✓ 상황
✓ 스트레스적인 정서
✓ 동료와의 싸움
✓ 격분
✓ 작업 마감 시간을 맞추는 데 실패
✓ 불안
✓ 자녀 처벌
✓ 강한 죄책감
✓ 비판받음
✓ 무가치감
✓ 매우 즐기는 어떤 것이 취소됨
✓ 우울

자신의 스트레스 상황을 고통스러운 정서와 적절한 정서를 기입해라. 이것은 당신의 독백을 더욱 적응적인 생각이나 신념을 포함하도록 변화시키는 것은 당신의 정서 변화를 점차 쉽게 해 줄 것이다.

- ✓ 상황
- ✓ 스트레스적인 정서
- ✓ 동료의 지속적인 지각
- ✓ 격분
- ✓ 아이들이 떠듦
- ✓ 격분
- ✓ 아이들을 처벌
- ✓ 죄책감
- ✓ 비난받음
- ✓ 우울

⑸ **통찰**

변화하는 데 필요한 통찰의 세 가지 수준은 다음과 같다.

■ 당신이 문제가 있다는 것을 아는 것이다. 그리고 그 문제의 원인일 수 있는 몇 가지 사건들에 대한 변화 인식이다.
■ 어린 시절 획득한 비합리적 생각이 현재 당신이 생활하는 정서적인 풍토를 만든다는 것이다. 의식적이든 무의식적으로든 그것을 지속시키기 위해 열심히 노력해 왔다는 것을 인식하는

것이다.

■ 이 두 가지 통찰 수준을 발견한 후에, 당신의 비합리적인 생각을 변화시키기 위해서는 꾸준히 작업하는 것 외에는 문제 제거 방법이 없다는 강한 신념이 수준에 도달하지 못하면, 자신의 습관적인 정서 반응을 변화시키기 어렵다.

PART 4

이완의 완성,
실전 기술

일과 쉼, 균형 있는 하루의 시작

❧ 스트레스 관리 전략 #5

(1) 스트레스원에 반응하는 방식 확인하기

당신의 구체적인 직무 스트레스원이 무엇이고, 당신은 그 스트레스원에 어떻게 반응하는가?

(2) 목표 설정하기

스트레스에 대한 당신의 반응을 확인하였으면, 이제 예상할 수 있는 이들 스트레스 반응에 더 효과적인 계획을 세울 수 있다.

【목표를 설계할 때 일반적인 유용한 목적】

① 구체적임

② 관찰 가능함

③ 특정 시간 내에 달성 가능함

④ 작은 중간 단계들로 나뉨

⑤ 장기 목표와 모순되지 않음

⑥ 간단한 자기 계약서에 기술됨

⑦ 특정 간격으로 재평가됨

⑧ 달성했을 때 보상받음

【목표 설정의 구체적인 예】

외적 스트레스원을 변경시키기, 생각 바꾸기, 신체적으로 변화를 주기의 세 가지 유형으로 나누어 볼 수 있다.

■ 외적 스트레스원을 변경시키기

직장 그만두기, 과도한 업무를 주지 말라고 상사에게 주장적으로 말하기, 규칙적으로 휴식 시간 갖기, 시간 재조직하기

■ 생각 바꾸기

집에 있을 때 일에 대해 잊기, 완벽주의적인 태도 바꾸기, 다른 사람의 문제에 책임감 느끼지 않기

■ 신체적으로 변화를 주기

이완하기, 운동하기, 적당히 먹기, 충분히 자기

(3) 스스로를 동기화시키기

당신이 세운 각 목표에 구체적인 보상을 만들어라. 구체적인 보상의 예는 다음과 같다.

■ 이완 휴식을 취할 때마다 1점씩 준다. 25점이 되면 새로운 옷이나 CD를 산다.

■ 직장 상사가 무엇을 기대하고 있는지 명확하게 확인한 후에, 읽고 싶어 했던 책을 살 것이다.

■ 내가 글을 쓰고 있을 때, John에게 방해하지 말아 달라고 말한 후에, 새로 나온 재미있는 추리 소설을 빌릴 것이다.

■ 융통성 있는 출퇴근 시간을 요청하는 메모를 쓴 후에 Rebekah에게 잡담하기 위해 전화를 걸 것이다.

■ 해야 할 일들의 수를 제한해 달라고 요청한 후에, Art에게 전화를 걸어 Walker레스토랑에서 저녁을 하자고 초대할 것이다.

(4) 생각 바꾸기

직무 스트레스는 당신의 생각이 고통스러운 정서 반응을 유발시키기 때문에 발생한다. 이러한 사고에는 일반적으로 세 가지 유형이 있다.

[고통스러운 생각의 세 가지 유형]

① 나는 _____(특정 과제)을/를 (완벽하게) (제시간에) 그래서 _____(내 상상의 마음에 들게)해야 한다. 그렇지 않으면 _____(무언가 고통스러운 일)이/가 발생할 것이다.
② 그들이 나에게 하고 있는 일은 불공평하다.
③ 곤란한 상황에 빠진 것 같다.

생각 1은 불안하게 만들고, 생각 2는 화나게 만들며, 생각 3은 우울하게 만든다.

[스트레스를 야기하는 사고들에 대처할 수 있는 방법]

① 나는 _____(특정 과제)을/를 (완벽하게) (제시간에) 그래서 _____(내 상상의 마음에 들게)해야 한다. 그렇지 않으면 _____(무언가 고통스러운 일)이/가 발생할 것이다.

과제를 제시간에 하지 않으면, 완벽히 하지 않으면, 상사의 마음에 들게 하지 않으면 정확하게 무엇이 발생하는지 평가하라. 그리고 이제 "나는 _____(특정 과제)을/를 (완벽하게) (제시간에) 그래서 _____(내 상상의 마음에 들게) 하지 않았다면, _____라는 반응이 있을 것이다. 나는 그것을 조절할 수 있다."라는 진술문으로 바꾸어 반복해라.

② 그들이 나에게 하고 있는 일은 불공평하다.

다른 사람들은 자신의 일을 돌보고 보호하는 데 바빠 당신의 일을 돌보지 못한다. 이는 자연스러운 일이다. 당신은 비난하기와 분노를 피하기 위해 무엇을 할 수 있는가?

③ 곤란한 상황에 빠진 것 같다.

당신은 곤란한 상황에 빠져 있지 않다. 선택하기 어려울 수는 있지만, 다른 가능한 선택을 할 수 있다. 변화를 위한 당신의 선택 사항을 적어 보자.

(a) 당신의 직무에서 발생하는 주요한 스트레스원을 변화시키기 위해 당신이 취할 수 있는 구체적인 조치에는 무엇이 있는가?

(b) 직무를 완전히 변화시키기 위해 취할 수 있는 조치로는 무엇이 있는가?

(c) 기꺼이 변화를 시도할 수 있도록 위험에 대한 당신의 지각을 변화시키기 위해 어떠한 조치를 취할 수 있는가?

(d) 이러한 변화를 시도하기 위해 어떠한 위험을 감수할 수 있는가?

이것은 도전에 대처할 수 있다는 자신감을 높여 준다. 그리고 "나는 곤란한 상황에 빠졌어."라고 하는 대신에 "지금 현재 이 일이 _____(변화를 위한 조치)보다는 덜 고통스러워 보이기 때문에 선택했어. 다음엔 다른 것을 선택할 수 있을 거야."라고 말한다.

⑸ 자신의 속도에 맞춰 균형감 있게 일하기

아래는 당신의 속도에 맞추어 균형감 있게 일하기 위한 여덟 가지 조언이다.

▪ 가장 최적의 수행을 할 수 있는 때는 언제인지 알아보기 위해 당신의 자연스러운 리듬에 주의를 기울이고, 그 시간에 가장 어려운 과제를 수행할 계획을 세워라.

▪ 즐겁고 어려운 과제들 사이를 왔다 갔다 할 수 있도록 하루의 일정을 세워라. 힘든 일을 한 후에는 즐거운 무언가를 하는 일정을 세우도록 노력하라.

▪ 일상 시간이 침해받지 않는 범위 내에서, 그렇게 생산적이지는 않지만 즐거운 업무 관련 과제들을 위한 일정을 세워라.

▪ 스트레스 반응을 유보시켜 줄 수 있는 일들을 하기 위해 휴식 시간과 점심시간을 이용하라.

▪ 융통성 있게 일정표를 짜도 괜찮은 정도의 직장이라면, 유

산소 운동, 이완 훈련을 위해 낮 시간에 긴 휴식 시간을 갖는 것도 유용하다.

▪ 긴장과 스트레스 증상 감소 또는 예방을 위해 하루 중 잠깐씩 휴식시간을 가져라. 간편 조합 기법을 활용하라.

▪ 자신의 직무 스트레스의 균형을 맞춰 줄 수 있는 독특한 여가 활동을 선택하라.

▪ 기운을 되찾게 해 주는 효과를 최대화하기 위하여 휴가의 시기와 유형을 주의 깊게 계획하라.

✿ 나에게 맞는 운동하기

신체안 생성된 자연화학물질을 방출함으로써 몸을 정상 평형 상태로 회복시키는 효과가 있다. 근육 강도, 지구력 및 유연성을 증가시켜 주는 데 효과적이다. 스트레스로 야기된 만성적인 근육 긴장을 완화시킬 뿐 아니라, 만성 피로와 불면에도 효과적이다.

(1) 운동의 종류

▪ 유산소운동

반복적이고 규칙적이며 변화가 있다. 심혈관계의 강화 및 체력 증가의 효과가 있다. 일주일에 최소 3일 운동 시 효과가 나타난다. 종류로는 달리기, 조깅, 큰 걸음 걷기, 수영, 자전거 타기, 춤추기, 무술 등이 있다.

■ 스트레칭운동
스트레칭은 느리고 지속적으로 이완시켜 주는 운동이다. 근육 긴장을 감소시키고, 특정 근육군의 유연성을 향상시키며, 관절 움직임을 유지하도록 돕는다.

【처방】

✎ 유산소 운동 전과 후, 즉 준비 단계와 마무리 단계 동안 항상 스트레칭 하라. 스트레스를 받거나 긴장되거나 또는 피로할 때 언제라도 스트레칭은 도움이 된다.

✎ 30초 동안 스트레칭 자세를 유지하는 것부터 시작하라. 스트레칭을 갑자기 시작했다 갑자기 멈추지 마라. 몇 주 동안 스트레칭 자세를 2분까지 점진적으로 증가시켜라. 규칙적으로 호흡하고 신체가 얼마나 이완되었는지 주목하라.

■ 근육강화운동
근육강화운동에는 등장성운동과 등척성운동이 있다. 먼저, 등장성운동은 근육의 크기를 키우거나 단순하게 근육을 튼튼하게 하기위해 시행하며, 등척성운동은 근육을 크게 만들지 않지만 근육 강도를 증가시키기 위해 시행한다.

【처방】

🔖 근육의 크기 증가가 아닌 강화를 위한 거라면, 저항력이 약한 운동을 선택하고 반복을 많이 하라. 적당한 무게의 역기 들기를 10번씩 세 번 반복하는 것이 좋다.

🔖 근육 크기를 증가시키기 위해서는, 저항력이 더 큰 운동을 하고, 반복을 적게 하라. 무거운 역기를 한차례 여덟 번에서 열두 번 반복하는 것이 실용적이다.

⑵ 주의할 사항

운동 프로그램을 시작하기 전에 의사나 건강관리 제공자에게 건강 상태를 점검해 보고, 특별한 주의 사항을 따르는 것이 좋다. 운동 프로그램을 시작하였을 때, 다음과 같은 증상이 나타났다면 의사나 건강관리 제공자의 진료를 받아라.

✖ 심장 박동이 불규칙하고 가끔씩 박동이 건너뛴다.
✖ 심자 박동을 가라앉히는 데 15분 이상이 걸린다.
✖ 가슴, 어깨, 팔 또는 목에서 답답함, 압박감 또는 통증이 느껴진다.
✖ 현기증이 나거나 메스껍다.

✖ 가벼운 운동으로도 극도로 숨이 가빠진다.

✖ 운동이 끝난 후에도 오랫동안 기진맥진해한다.

⑶ 운동을 시작하는 데 방해물

✖ 너무 피곤해

✖ 다른 할 일들 때문에 시간이 나지 않아

✖ 일만 하는 것도 충분히 운동이 돼

✖ 날씨가 좋지 않아

✖ 몸 상태가 너무 좋지 않아

✖ 다른 사람들 앞에서 하기에는 너무 당황스러워

✖ 운동은 지루해

✖ 더 중요한 일이 있어

【운동기회 기록일지】

운동을 하지 않는 것에 대해 스스로가 가지고 있는 이유는 강력하다. 이러한 이유들은 운동을 성공적으로 해내기 어렵게 만든다. 이러한 변명에 직면해 보자. 운동 기회 기록일지를 작성할 때는 언제 운동 시간을 증가시킬 수 있는지, 운동을 미루는 것에 대한 변명도 기록하라.

시간	운동 기회	운동을 하거나 하지 않은 이유
7:50	마당에서 개가 뛸 수 있게 해 줌	너무 늦어서 오늘 아침에 개와 산책할 수 없었다.
8:10	직장으로 운전하고 감	걷기에 너무 멀고, 자전거는 펑크 났다.
10:00	3정거장 거리에 있는 특별 모임을 위해 동료와 차를 타고 감	걸었어야 했지만, 태워 준다는 친구 제안을 거절할 수 없었다.
12:00	점심식사를 위해 운전	시간을 절약하고 싶고, 비가 올지도 몰라서
13:10	같은 건물 내에 있는 사람에게 전화	전화하는 게 더 효율적이다.
15:00	우체국으로 걸어감	다리를 스트레칭 시킬 필요가 있다.
17:00	집에서 소파에 쓰러지듯이 앉음	조깅을 했는데 체중이 증가한 후부터 더 힘듦

【운동하지 않으려는 이유에 대한 효과적인 반응】

운동하지 않으려는 이유	반응 또는 해결책
늦어서 개를 산책시켜 줄 수 없다.	개와 산책해도 괜찮을 정도로 이른 시간에 일어나지 않았기 때문에 개와 산책할 시간이 없다. 알람을 15분 일찍 맞춰 놓고 울리자마자 일어난다.
펑크가 나서 직장에 자전거를 타고 갈 수 없다.	이것은 "할 수 없다"는 문제가 아니다. 나는 단지 직장에 자전거를 타고 가길 원하지 않았다. 주말에 교외서 자전거 타기를 즐기기 위해 바퀴를 수리할 수 있다.
태워 준다는 친구의 말을 거절 할 수 없다.	"아니오."라고 말할 수 있었지만 그렇게 하지 않았다. 앞으로는 친구에게 같이 걸어서 모임에 가자고 요청할 것이다.
운전하고 점심 식사하러 가면 시간이 절약된다.	한 시간은 걸어서 점심 식사하러 가서 먹고 다시 걸어서 돌아오기에 충분한 시간이다.
비가 올 것 같아서 운전하고 점심 식사하러 갔다.	바보 같은 변명이다. 날씨가 걱정된다면 우산을 가지고 가거나 아래층의 간이음식점에서 식사할 것이다.
전화하는 것이 더 효율적이다.	사실이긴 하지만, 면대면 만남이 가치가 있다. 직접 사람을 만나러 갈 시간이 있다.
몸이 힘들고 두통이 있다.	또 다른 운동 박탈과 스트레스 축적의 신호이다.

【나의 상태 확인하기】

① 현재 나는 신체적으로 얼마나 건강한가? 해당 숫자에 동그라미 하고 의견을 기록하라.

1   2   3   4   5   6   7   8   9   10

② 운동 프로그램을 통해 얻고자 하는 것은 무엇인가?

③ 혼자 또는 다른 사람과 운동하는 것 중 어느 것을 좋아하는가?

④ 실내 또는 실외에서 운동하는 것 중 어느 것을 좋아하는가?

⑤ 매일 또는 매주 어느 정도의 시간을 운동하는 데 쓸 생각인가?

⑥ 하루 중 어느 때에 운동하길 좋아하는가? 이 시간은 나의 현재 일정과 맞는가? 운동을 나의 규칙적인 일상생활에 통합하기 위해서는 어떠한 변화가 필요한가?

⑦ 운동하기 위해 얼마나 멀리까지 갈 생각인가?

⑧ 운동장비, 수업 또는 클럽 회원이 되기 위해 어느 정도까지 금액을 지출할 생각인가?

[목표 설정하기]

이제 운동 목표를 설정하고, 하루 동안 할 운동의 양을 증가시키기 위한 계획을 세워 보자. 아래는 목표를 설정하기에 앞서 주의해야 할 사항을 정리한 것이다.

① 아침은 날씨가 더 시원하고 사람들이 더 적다는 이점이 있다. 추운 날에는 체온 손실을 막기 위해 여러 겹의 옷을 걸쳐야 함을 명심해라.
② 한낮에는 날씨가 더 따뜻하고 더 많은 사람들이 있다. 덥고 눅눅한 날에는 물을 많이 마시고 일사병 징후에 주의하라.
③ 저녁 또한 날씨가 더 시원하지만 아마도 사람들이 많을 것이다.
④ 일정표 때문에 밤에 시내 거리에서 운동해야 한다면, 반사 의류를 입고, 신분증, 전화 등을 휴대하라.
⑤ 식사 전 또는 최소한 식후 두 시간 후에 운동할 계획을 세워라.
⑥ 주중 매일, 최소 3~5일 간 운동하라. 7일 내내 할 필요는 없다.

⑦ 두 달간 일주일에 최소 3번 운동을 실시하겠다고 스스로 약
속하라.

⑧ 지지와 격려를 줄 친구, 가족, 동료들에게 당신의 계획과
목표를 말하라.

⑨ 하루 중 편리한 시간을 선택하라.

⑩ 목표를 매일 볼 수 있는 위치에 붙여 놓아라.

⑪ 운동하지 않으려는 변명을 기록장에 계속 적어라.

【유산소운동의 장점과 단점 예시】

운동	장점	단점
농구	훌륭한 전신 운동이다.	혼자서 할 수 없다. 코트가 필요하다.
자전거 타기	장소를 바꾸는 것이 흥미 있다.	자전거와 헬멧이 필요하다. 통행상 위험하다. 날씨가 안 좋을 뼈와 관절에 무리가 가지 않는다.
춤추기	재밌고, 훌륭한 전신 운동이다.	딱딱한 바닥에서는 뼈와 관절에 해로울 수 있다.
하이킹	실외에서 신선한 공기를 마시고 자연을 체험할 수 있다.	하이킹 부츠가 필요하다. 낯선 곳에 간다면, 다른 장비가 필요하다.
무술	훌륭한 전신 운동이다.	기술이 필요하다. 파트너와 공간이 필요하다.

라켓볼	훌륭한 전신운동이다.	코트가 필요하다. 파트너가 필요하다.
로프 타기	값싸고 편리하며, 장비는 휴대가 간편하다. 혼자서 할 수 있다.	일부 기술이 필요하다.
보트 젓기	매우 편안해질 수 있고, 전신운동이다.	보트와 물로 가야 할 필요가 있다.
보트 타기	실내에서 할 수 있다.	장비 있는 곳으로 가야 한다. 단조롭다.

(5) 운동 실행하기

【간단한 운동 시작】

■ 준비운동부터 시작하라

유산소 운동을 시작하기 10분 전의 준비운동은 신진대사와 체온을 높이고, 근육, 심장, 폐를 준비시켜 손상당할 가능성을 줄인다.

■ 유산소 운동하기
- 완만한 기간: 10분에서 20분
- 중간 정도: 20분에서 40분
- 깊어진 기간: 40분에서 60분

이완의 완성, 실전 기술

유산소 운동을 할 때, 큰 골격근들은 규칙적으로 긴장하고 이완하며, 혈관계, 심장, 폐를 통한 혈액의 흐름을 촉진한다. 이때 심박률이 중요하다. 심박률은 분당 박동 수로 측정된다. 유산소 운동을 통해 효과를 얻으려면, 심장은 목표 심박률로 알려진 범위에 이르러 적어도 20분 동안 유지되어야 한다. 최대 심박률 중 60~75% 정도로 박동하고 있을 때, 당신에게 가장 안전한 운동 범위이고, 이완반응을 자극한다. 당신이 목표로 정한 심박률 이하로 운동하면 심혈관계가 강화되지 않는다. 목표로 정한 심박률 이상으로 운동하면 심장에 너무 무리를 줄 수 있다.

【가라앉히면서 끝내기】

유산소 운동 후, 10분 동안 가라앉히는 시간을 갖는다. 신진대사와 체온을 감소시키고 근육이 욱신거리는 것을 예방하기 위해 마무리 단계에서는 5분간 천천히 걸어라. 길게 보폭을 크게 하여 다리를 쭉 펴 주어라.

팔을 느슨하게 흔들고 손을 흔들어라. 당신이 준비 운동에서 사용한 스트레칭과 근육 강화 운동이 사용될 수 있다.

【고려사항】

① 상해를 피하라.

② 운동 프로그램을 시작하기 전에 신체 건강을 진단하라.

③ 천천히 시작해서 점차 증가시켜라.

④ 운동 시간을 주말에만 하지 말고 주중으로 넓혀라.

⑤ 당신이 정한 심박률 목표치 내에서 운동하라.

⑥ 항상 준비 운동을 하고 진정시켜라.

⑦ 운동을 소비한 만큼 대체할 만한 양을 마셔라.

⑧ 만약 아프다면 운동하지 마라. 당신의 몸이 휴식이 필요할 때다.

⑨ 발목이나 필을 사용하지 마라. 이것이 당신의 등과 관절에 압력을 가할 수 있다.

⑩ 발과 발목을 지탱하기에 적당한 편안한 신발을 신어라.

⑪ 편하고, 가볍고, 헐거운 옷을 입어라.

⑫ 당신을 보호해 주는 어떠한 장비를 사용하라.

【도움이 되는 제안들】

먹거나 잠자기처럼 자동적으로 운동을 하게 될 때까지 유지하도록 도움을 주는 제안들은 다음과 같다.

① 운동으로 당신이 즐기는 활동을 선택하라.

② 서서히 시작해서 결코 무리하지 말라.

③ 자신의 진행 사항을 모니터하라.

④ 자신에게 작은 보상을 주어라.

⑤ 운동의 이점에 초점을 맞추어라.

⑥ 성공을 시각화하라.

⑦ 친구나 가족들에게 지지받으라.

⑧ 운동 강습, 클럽 회원 혹은 피트니스 센터에 참여하라.

❧ 효율적인 시간 관리

(1) 시간 관리의 필요성

비효율적인 시간 관리는 다음과 관련된 문제들을 만들기 때문에 효율적인 시간 관리가 필요하다.

✓ 항상 서두르기

✓ 자주 늦는 것

✓ 낮은 생산성, 에너지 및 동기

✓ 좌절

✓ 만성적으로 선택 상황에서 갈팡질팡하기

✓ 목표 설정 및 달성에서의 어려움

✓ 일 미루기

효율적인 시간 관리를 통해 마감시간 불안, 일 미루기 및 업무
피로를 최소화시킬 수 있다.

⑵ 시간 관리를 위한 가치명료화
【자신의 최고 우선순위 규명하기】
두 개의 간단한 상상이 우선순위를 규명하는 데 도움을 줄 것
이다.

① 눈을 감고 심호흡하고 이완하라. 상상하는 시간은 지금부
터 몇 년이 흐른 후이다. 당신은 오랫동안 충실한 삶을 살
아왔다. 과거를 회상해 볼 때, 어떤 것을 경험하고 행하는
것이 가장 즐거웠는가? 적어 보라.

② 당신이 현재 나이에서, 희귀병에 걸려 여섯 달 안에 죽게
될 것임을 알게 되었다. 살 시간이 단지 반년밖에 남지 않
았다고 가정할 때, 당신은 무엇을 경험하고, 행하고, 달성
하고, 갖고 싶은가? 적어 보라.

【자신이 가치를 두고 있는 것 순위 매기기】

자신이 작성한 목록을 가지고 가장 중요한 것에서부터 가장 덜 중요한 것까지의 순서로 자신이 가치를 두고 있는 것의 순위를 매겨 보라. 예를 들어, '1순위 가족, 2순위 재정적 안정, 3순위 건강, 4순위 창조적 활동, 5순위 즐거운 가정, 6순위 친구'와 같이 순위를 매길 수 있다.

【효율적인 목표 설계 시 다섯 가지 질문】

① 이 목표는 정말로 많은 시간과 에너지를 들여서라도 달성하고자 하는 목표인가?

② 이 목표는 당신의 가장 높은 가치와 일치하는가?

③ 이 목표는 달성 가능한가?

④ 이 목표는 긍정적인가?

⑤ 당신의 목표는 균형 잡혀 있는가?

⑶ 시간 관리를 위한 습관과의 싸움

【일을 미루고 있을 때 사용할 수 있는 10가지 제안들】

① 걱정 멈추기

② 작은 것부터 시작하기

③ 비용 계산하기: 회피할 때와 미뤘을 때의 비용을 살핀다.

④ 숨겨진 보상 찾아보기 : 일을 했을 때와 하지 않았을 때의

이득 찾기

⑤ 부정적 신념 직면하기: "절대 할 수 없어."와 같이 수행을 방해하는 신념에 직면하기

⑥ 저항을 두배로 늘리기 : 과제 미루는 행동을 과장하고 강도를 강하게 하라.

⑦ 매번 지연할 때마다 책임지기

⑧ 하기 싫은 활동을 당신이 앞으로 할 것으로 알고 있는 활동과 결합시키기

⑨ 하기 싫은 활동을 한 것에 대해 스스로 보상하기

⑩ 일 끝마치기 : 현재 과제를 완수하기 전에 새로운 과제를 시작하지 마라. 무언가를 끝마치는 경험은 그 자체로 훌륭한 보상이 된다.

【시간 조직화하기】

① 일정 관리 수첩 구입하기

② 당신의 가치, 목표, 행동 계획 및 자기계약서를 종이에 써서 그 내용들을 자주 생각나게 해 주는 장소에 붙여 놓기

③ 매일 목표 목록과 달력에 장기, 중기 및 단기 목표가 반영되어 있는지 확인하기

④ 효율적으로 계획 세우기

⑤ 시간 낭비 최소화하기

⑥ "아니오."라고 말하기 배우기

⑦ 기다리는 동안 할 일의 목록 작성하기

⑧ 조용한 시간을 위해 매일 몇 차례 약간의 시간을 비워 놓기

⑨ 높은 우선순위 활동을 할 때, 모든 주의를 그 활동에 집중하기

⑩ 주변 환경이 당신의 가치와 목표를 지지하도록 조정하기

⑪ 똑같이 매력적이거나 중요하지 않은 선택 상황에서 결정하는 데 시간을 낭비하지 않기

⑫ 시간 관리가 향상된 것에 대해 스스로에게 보상해 주기

스트레스 해소를 위한 훈련법

✤ 대처기술훈련

대처기술훈련은 발표, 면접, 시험 전이나 시험 상황과 같은 특정한 상황에서 불안을 감소시키는 데 효과적이다. 공포증 치료, 특히 고소공포증에 유용하며, 특정 불안과 일반화된 불안의 통제에 장기적인 효과가 있다. 실제로 고혈압, 심장발작이 있는 환자에 대한 2년 동안 추적연구에서 89%가 대처기술훈련을 이용해서 전반적인 이완 수준에 도달, 79%는 보다 쉽게 잠이 들고 더 깊은 수면을 취할 수 있었다고 보고되었다. 한 달 이내에 숙달이 가능하다. 대처기술훈련은 아래의 5가지 단계를 거친다.

1단계 – 이완기술 : 호흡, 점진적 이완 등
2단계 – 스트레스 사건의 위계 : 스트레스 위계 목록 작성
3단계 – 스트레스 대처생각 : 대처생각 목록 만들기
4단계 – 심상대처기술 : 심상을 이용하여 위계 목록에 따라
　　　　　 스트레스 상황을 떠올리고 긴장에서 벗어나기
5단계 – 대처기술을 실생활에 적용하기

(1) 1단계 이완기술
대처기술 훈련의 시작은 이완하는 방법을 아는 것이다.

✓ 횡경막 호흡
✓ 점진적 이완
✓ 긴장이 없는 이완
✓ 단서에 의해 통제된 이완
✓ 특별한 장소의 시각화

불안을 느꼈을 때 이러한 이완기술을 즉각적으로 이용하고,
1분에서 2분 내에 깊게 이완할 수 있도록 반복하여 사용한다.

(2) 2단계 스트레스 사건의 위계
스트레스 위계 목록을 작성한다.

▪ 생활에서 불안을 느끼는 주제들을 선택한다.

예) 집단 참석, 운전, 높은 곳, 건강, 가족, 마감시간 등

▪ 종이 한 장에 이 주제에 대해 불안을 유발하는 모든 것을 적어라. 비교적 최근 직면한 스트레스 상황 위주로 적는다. 그때 관련 있는 장면과 사람을 포함시켜 구체적으로 작성한다.

▪ 목록에 가능한 3개 항목 정도를 적고, 경미한 불편한 것에서부터 가장 두려웠던 경험으로 전체를 구분하라.

▪ 다른 종이의 맨 위에, 가장 경미한 불안을 유발한다고 심상한 항목을 적어라. 그 종이의 맨 아래에 내가 가장 불안해하는 장면 사이에 채워 넣을 수 있도록 강도의 순으로 최소 6개 항목에서 최대 18개 항목까지 선택하라. 목록에 있는 각각의 항목들은 앞의 항목에 비해 스트레스가 가중된다는 것을 나타내야만 하고, 가중치는 대략 같은 비율로 되어 있어야 한다.

▪ Wolpe(1966)가 '주관적인 고통단위(Subjective units of distress: SUDs)'라 부른 평정 시스템을 사용할 수 있다. 여기에서 완전한 이완은 '0 SUDs'이고, 가장 심한 스트레스 상황은 '100 SUDs'로 평정한다.

【SUDs 위계작성표 예시】

SUDs 순위	항목
5	교내에서 동급생은 만났을 때 눈을 맞추고 미소 짓기
10	교내에서 동급생을 만났을 때 눈을 맞추고 미소 지으면서 "안녕?"이라고 말하기
15	수업 전 5분 동안 이야기 나누기
20	수업이 비는 시간에 식당에서 동급생들과 함께 식사하면서 이야기 나누기
25	수업이 비는 시간에 식당에서 여러 명의 동급생들과 식사하면서 이야기 나누기
30	7월 4일에 가족 여행 가기
35	함께 수업 과제를 할 친구 구하기
40	여름방학 아르바이트에 대해 문의하는 전화하기
45	친구들이나 낯선 사람들과 함께 하는 파티에 가기
50	수업 중에 선생님의 질문에 자진해서 대답하기
55	수업 중에 질문하기
60	수업 중 토론하는 동안 자신의 의견을 자발적으로 말하기
65	매우 매력적인 여성에게 눈을 맞추고 미소 지으며 "안녕"이라고 말하기
70	식당에서 매우 매력적인 여성과 함께 식사하면서 이야기하기
75	수업 중에 5분 발표하기
80	수업 중에 20분 발표하기
85	수업이 끝나고 매우 매력적인 여성에게 함께 커피 마시자고 제안하기
90	매우 매력적인 여성에게 저녁식사 데이트 청하기
95	여름방학 동안의 아르바이트를 위한 면접하기
100	친구 결혼식에서 신랑의 들러리가 되어서 신랑과 신부를 위해 축배를 들면서 인사말하기

(3) 3단계 스트레스 대처생각

【스트레스 대처생각 만들기 4단계】

■ 준비하기

- 걱정할 것은 아무것도 없다.
- 모든 것이 괜찮아질 거야.
- 나는 이전에도 성공한 적이 있다.
- 내가 정확하게 무엇을 해야 하는가?
- 나는 내가 이러한 과제들 각각을 할 수 있다는 것을 알고 있다.
- 일단 시작하면 쉬워질 것이다.

■ 스트레스 상황에 직면하기

- 차분해지자.
- 한 단계 한 단계 해 보라. 급하게 몰아붙이지 말라.
- 나는 이것을 할 수 있다. 나는 지금 그것을 하고 있다.
- 나는 오직 최선을 다할 수 있다.

■ 두려움 대처하기

- 이제 이완하라.
- 깊게 호흡해 보라.
- 그것에도 끝이 있다.

■ 성공을 강화하기

– 나는 그것을 해냈다.

– 나는 문제없이 해냈다. 나는 잘했다.

– 다음에 나는 그렇게 많이 걱정하지 않을 거야.

[스트레스 대처 생각을 만드는 법]

위계 항목에 대해, 신체를 이완시켜 주고 마음을 안심시켜 주는 스트레스 대처생각을 두 개나 세 개 정도 선택하거나 만들어라.

① 자신의 위계상에 있는 각 항목을 자세하게 시각화하라.

② 자신이 어떻게 느끼는지에 주목하라.

③ 자신이 자신에게 불안을 유발하고 있다고 말하는 것을 들어 보라.

④ 자신의 위계상에 각 항목에 대한 스트레스 생각을 적어 보라.

⑤ 자신의 스트레스 생각 각각을 검토해 보라.

[불안한 생각을 평가할 때 물어볼 수 있는 7가지 질문]

① 내가 실제로 사람들의 마음을 읽을 수 있는가?

② 내가 실제로 미래를 예언할 수 있는가?

③ 내가 그것이 얼마나 나쁘다거나 그럴 거라고 과장하고 있
는가?

④ 내가 두려워하는 일이 일어난다면, 나는 실제로 얼마나 오
랫동안 그것을 견딜 것인가?

⑤ 내가 두려워하는 것이 실제로 일어날 가능성이 얼마나 되
는가?

⑥ 일어날 가능성이 더 큰 다른 것이 무엇인가?

⑦ 내가 두려워하는 일을 다루는 데 활용할 수 있는 대처 기술
에는 무엇이 있는가?

[사례 적용하기]

불안한 K사원은 자신의 위계를 작성하면서 일련의 활동을 하
리라 생각했을 때 느꼈던 고통스러운 생각 일부를 제시하고 있
다. 그는 자신의 불안한 생각에 도전하기 위해 위의 7개 질문
을 사용했다.

A. 직장에서 우연히 마주친 상사와 눈을 맞추고 미소 짓기
"그들은 이상하다고 생각할 것이고, 나와 함께 어떤 일도 하기
싫어할 거야."

① 나는 마음을 읽을 수 없다.

② 나는 미래를 예언할 수 없다.

③ 나는 확대 해석하고 있다. 일어날 수 있는 최악의 일은 그들이 나를 무시하거나 무례하다고 평하는 것이다.

④ 누군가 부정적으로 반응한다면, 나는 그 거부의 짧은 순간을 참을 수 있다.

⑤ 그것은 가능성이 매우 희박하다. 대부분 사람들은 우호적이다. 사람들에게 미소 짓는 것은 대개 우호적인 태도로 간주된다. 그들은 아마도 내가 우호적인 사람이라고 생각할 것이다.

⑥ 대부분, 사람들은 긍정적으로 반응할 것이다.

⑦ 누군가 부정적으로 반응한다면, 나는 그것을 개인적으로 받아들이지 않는다. 아마도 그날은 그에게 기분 나쁜 날일 것이다. 나는 이완하고 눈을 맞추고 미소 지을 것이다.

B. 직무 중 잘 모르는 일에 대해 문의하는 전화 걸기

"나는 너무 긴장해서 멍해질 것이고, 실제로 실수하고 말 거야."

① (적용할 수 없음)

② 나는 미래를 예언할 수 없다.

③ 나는 확대 해석하고 있다. 나는 생활하면서 결코 멍해진 적이 없었다. 만약 실제로 그렇게 된다면, 나는 스스로에게

양해를 구하고 나중에 다시 전화를 걸거나 다른 사람에게
전화를 할 것이다.

④ 나는 기껏해야 잠깐 동안 그것을 꾹 참기만 하면 돼.

⑤ 물어보고 싶은 것을 기록해 두었기 때문에 그럴 가능성은
거의 없다.

⑥ 나는 꼭 잘할 거야. 나는 다소 실수할 수도 있지만, 긴장하
지 않고 내가 얻으려는 정보를 여전히 구할 것이다.

⑦ 나는 전화하기 전과 전화하는 동안 이완할 수 있다. 나는
필요하다면, 메모해서 참고할 수 있다. 완벽하지 않아도 괜
찮다.

C. 직무와 관련하여 발표하기

"나는 너무 당황해서 견딜 수 없을 것이다."

① (적용할 수 없음)

② 나는 미래를 예언할 수 없다.

③ 나는 확대 해석하고 있다. 나는 심한 불안을 좋아하지는 않
지만, 나는 전에 그것을 대처하였고 잘 극복해 왔다.

④ 내 불안 수준은 5분 이상 높아지지 않을 것이고, 내가 발표
를 끝내고 자리에 앉자마자 불안이 사라질 것이다.

⑤ 나는 내 불안을 처리할 수 있을 것이고, 대처기술을 활용하

여 발표할 수 있다는 것을 알고 있다.

⑥ 내가 대처기술을 계속해서 연습하고 있기 때문에, 나는 심지어 발표하는 것을 즐길 수 있을지도 모른다.

⑦ 불안은 이완과 호흡하기 위한 나의 단서이다. 내 메모들은 내가 그것을 필요로 한다면 거기에 있다. 나는 발표가 끝나고 함께 즐거운 식사를 기대할 수 있다.

[스트레스 대처생각 목록 작성의 예]

한 장의 종이 위에, 자신의 분노유발생각을 자신의 위계에 있는 각 항목에 대한 '스트레스 생각'란에 적어 넣어라. 그리고 '스트레스 대처생각'란에 자신의 마음을 진정시켜 주고 당신의 신체를 이완시켜 주는 최소 두 개의 대처 생각을 적어 넣어라.

SUDs 순위	문항	스트레스 생각	스트레스 대처생각
5	부하 직원이 업무 시간인데 아직 안 들어온다.	"이 친구는 분별력이 없어. 제 시간에 와야 하거나 만약 늦는다면 미리 알려야 했어."	나는 그를 변화시킬 수 없지만, 나는 스스로를 돌볼 수 있다. 당황하는 것은 도움이 되지 않는다. 우리는 시간 엄수에 대해 서로 다른 가치를 두고 있다. 나는 이 시간을 나 홀로 즐길 수 있다.

40	새로운 대책이 필요하다. 지금 효율적이지 못한 작업에 모든 시간을 다보내고 있다.	"이것은 시간 낭비하게 하는 바보 짓이야."	이것은 조용하고 편안하게 쉴 수 있는 좋은 시간이다. 곧 효과적인 대책을 마련하면, 이 서류작업이 빨라질 것이다. 나는 기존의 정책을 만들어 낸 사람들이 나와 같은 생각을 하리라 기대할 수 없다.
50	이웃이 큰소리로 심야에 파티를 해서 내가 조금만 음악 소리를 낮추라고 요구했지만 듣지 않는다.	"그들은 모든 이웃 주민들을 잠 못 들게 하는 정말 분별력 없는 XXX들이야!"	냉정하고 평온하고 자제심을 유지하라. 나는 이것을 분노로 고칠 수 없다. 그가 만약 15분이 지나도 음악소리를 줄이지 않는다면, 나는 경찰을 부를 수 있다.
90	한 운전자가 내 앞으로 끼어들어서, 나는 사고를 피하기 위해 급브레이크를 밟았다.	"XXX야, 나를 거의 죽일 뻔했잖아! 당신은 운전하지 말아야 해!"	심호흡을 하고 이완하라. 나는 안전하게 운전하여, 그 차를 빗겼다. 나는 그를 운전하지 못하도록 하는 데 목숨 걸 필요는 없어. 나는 평온한 음악을 듣고, 근육을 이완시키고 그에 대해 잊어버릴 수 있다.

⑷ 4단계 심상대처기술

✓ 10~15분 동안 평온하고 안전하다고 느낄 때까지 이완한다.

✓ 그 상황에 있다고 상상해 본다.

✓ 대처하기 시작한다.

✓ 나의 불안을 평정한다.

✓ 그 장면들 사이에는 항상 깊게 이완한다.

[예시]

사회불안이 있는 K사원은 10분의 이완과 함께 심상대처기술을 시작했다. 그는 두려움에 직면해서 이완하는 데 각 장면이 생생하고 실제적일 필요가 있음을 배웠기 때문에, 직장에 업무가 시작되기 전 복잡한 사무실 환경, 소리, 냄새가 떠오를 때까지 기다렸다. 눈을 감았고, 그 장면 모두를 묘사했다. 그는 바쁘게 지나가는 동료들과 상사들에게 눈인사를 하고 미소 짓는 자신을 심상할 때 자신이 어떻게 느끼고 무엇을 생각했는지를 기술했다.

⑸ 5단계 대처기술을 실생활에 적용하기

✓ 준비하기

– 나는 전에도 이렇게 성공한 적이 있다.

– 나는 준비되었다.

✓ 직면하기

– 내 목표에 집중하라

✓ 두려움에 대처하기

– 나는 불안을 이완하기 위한 단서로 사용할 수 있다

✓ 성공을 강화하기

– 나는 해냈다.

❀ 걱정통제법

걱정은 일상생활에서 자연스러운 반응이다. 그러나 만일 걱정이 당신을 너무 힘들게 만들고, 논리나 이론에 근거하기보다는 두려움에 근거하는 경우 문제가 된다. 걱정통제법은 일반화된 불안 장애의 주 특징인 과도한 걱정을 감소시키는 데 효과가 있다.

(1) 걱정이 문제가 되는 경우

✓ 미래의 위험이나 위협에 대해 만성적으로 불안해함

✓ 미래에 대해 지속적으로 부정적인 예상을 함

✓ 안 좋은 일이 일어날 가능성이나 그 심각성을 흔히 과대평가함

✓ 계속 반복해서 동일한 걱정을 멈출 수 없음

✓ 주의를 분산시키거나 특정 상황으로 회피함으로써 걱정에

서 도피

✓ 문제 해결을 위해 걱정을 건설적으로 사용하지 못함

⑵ 건강하지 못한 걱정과 건강한 걱정

모든 걱정이 부정적인 것은 아니다. 건강한 걱정과 건강하지 못한 걱정의 차이는, 걱정이 재앙적인 "만일~그렇다면" 유형의 생각과 관련되어 있는지, 아니면 미래 지향적인 문제 해결과 관련되어 있는지 여부다.

■ 건강하지 못한 걱정

K간부는 진급되길 희망하고 있다. 결과는 다음 주 목요일이다. 자신이 최적의 후보라고 믿고 있음에도 불구하고 진급되지 못할까 봐 걱정이다. 그는 스스로 다음과 같은 질문을 끊임없이 하고 있다는 것을 발견하였다. "만일 어딘가에서 착오가 생기면 어쩌지? 만일 불리하게 일이 돌아가면 어쩌지? 그래서 내가 기대하는 바와 다른 일이 벌어지면 어쩌지?"

이는 건강하지 못한 걱정의 예다. 그의 주요 걱정의 초점은 가능성이 낮은 "만일 ~그렇다면"들이다. K간부는 계획이나 문제 해결책 없이 단지 재앙적인 상황만 걱정하고 있다.

■ 건강한 걱정

G병사는 2주 후 목요일에 처음으로 낙하를 하기로 되어 있다.
G병사는 기상이 악화되어 점프가 취소되기를 마음속으로 바라
지만, 이왕 잡힌 계획이니 지지하기로 마음먹었다. 그러면서
그는 갑자기 발생할 수도 있는 비상상황에 대처할 준비가 되어
있지 않으면 어쩔지에 대해 걱정하였다. 그리고 필요할 때 사
용할 수 있도록 필요한 장비들이 잘 준비되어 있는지 확인해야
된다고 일정표에 적어 놓았다. 계획된 날짜를 기다리는 동안
어떻게 해야 불안해하지 않으면서 기다릴 수 있을지 생각하며
편안하게 생각하고 긴장을 풀 수 있는 방법들도 연습하였다.
이는 건강한 걱정의 예이다. G병사는 계획된 일을 잘 수행하
는 병사가 되기를 바라면서도 안전에 대한 걱정을 부인하지 않
는다. 그렇지만 그의 걱정은 그 상황을 더 잘 대처하게 해 주
고 주의를 더 잘 분산시켜 줄 수 있는 해결책을 고안해 내게 해
준 건강한 것이다.

⑶ 걱정 통제 연습

■ 정말로 당신을 걱정되게 하는 한 가지 상황을 적어라

사업을 시작하고 싶지만 재정이 빈약하다. 충분한 지식이 없
고 잘 안 될 것이라고 걱정한다.

■ 해결책에 대한 아이디어 생각해 보기

– 1안 '경험 있는 다른 사업가와 대화하기'

– 2안 '현재 직장을 다니면서 사업은 파트타임으로 하기'

– 3안 '경비를 줄이기 위해 집에서 사업 시작하기'

■ 각 아이디어를 평가해 보기

불가능한 것은 'X', 실행하기 어려운 것은 '?', 지금 당장 실행할 수 있는 것은 'Y'로 표기하라.

– 1안 'Y'

– 2안 'X'

– 3안 '?'

■ 구체적인 일정 정하기

'Y'로 표기한 항목을 실행하기 위한 일정을 세워라. 7월 1일까지, 경험 있는 다른 사업가와 대화한다. 그리고 'Y'표한 항목들을 모두 실행했으면, 더 어려운 일들인 '?'표 항목을 실행하기 위한 일정을 세워라.

이제 'X'표한 항목 중 일부가 그다지 어렵게 보이지 않을 수도 있는 항목이 있다면, 실행 일정을 세워라. 8월 15일까지, 다른 선택사항들의 결과가 좋지 못하다면, 현재 직장에 계속 다니면서 사업은 파트타임으로 시작한다.

⑷ 걱정통제법 4단계

『일반화된 불안 장애 극복하기(Overcoming Generalized Anxiety disorder: White, 1999)』라는 책에 제시된 효과적인 걱정 통제 과정에 근거하여 걱정통제법을 4단계로 정리하면 다음과 같다.

【1단계 이완하기】

하루 중 특정한 시간을 정하고, 전체적인 점진적 근육 이완 절차를 실행하라. 점진적 근육 이완을 통해 주요 근육군 각각에서의 긴장과 이완 사의의 차이를 인식, 긴장한 근육과 깊게 이완된 근육 사이의 차이를 느낄 수 있다면, 당신의 전반적인 신체적 스트레스 수준이 통제 가능해질 것이다.

【2단계 위험 평가하기】

만성적으로 걱정하는 대부분의 사람들은 재앙적인 결과에 주의를 맞춘다. 실제로 발생할지의 여부에 관계없이 가능한 최악의 결과에 근거한다. 재앙의 가능성을 정확히 평가하고 대처 계획을 세우는 것은 불안을 낮추는 데 도움이 된다. 위험 평가 양식지의 항목 및 그에 맞는 예시를 살펴보자.

① 두려움을 주는 사건 : 법학전문대학원 입학시업을 망치는 것
② 자동적 사고 : 나는 매우 낮은 점수를 받을 거야. 떨려 답할

수 없을 거야.

③ 불안을 0점에서 100점 사이에 평정하기: 95

④ 사건이 발생할 가능성을 0%에서 100% 사이에 평정하기: 90

⑤ 발생할 수 있는 최악의 상황을 가정하기

   - 가능한 최악의 결과를 예상하기: 점수를 너무 못 받아서 대학원에 들어가지 못할 거야. 학부 때의 노력이 쓸모없게 될 거야. 결국 내가 싫어하는 직업을 갖게 될 거야.

   - 가능한 대처생각 : 첫 번째 시험에서 잘하지 못하더라도, 다시 한번 시험 볼 수 있고 그 경험으로부터 배우는 게 있을 거야. 법학 외에도 출판업과 같은 매력적인 직업이 있어.

   - 가능한 대처행동: 규칙적으로 공부하기. 공부 파트너 찾기.

⑥ 결과에 대한 예상 개정하기 : 시험을 망치더라도 그 정보를 이용하면 다음 시험을 더 잘 준비할 수 있어. 다른 직업도 생각해 볼 수 있을 거야.

⑦ 불안을 0에서 100점 사이에 재평정하기: 70

⑧ 최악의 가능한 결과에 반하는 증거 : 나는 예상보다 더 잘 할 수 있을 거야. 두 번째 선택한 대학원도 명성이 있는 곳이야.

⑨ 불안을 0점에서 100점 사이에 평정하기: 45

⑩ 사건이 발생할 가능성을 0%에서 100% 사이에 평정하기: 35%

걱정을 유익한 속성으로 전환시켜 주는 두 개의 중요한 도구가
있다.

A. 걱정 시간 일정 짜기

1일 30분씩 '걱정 약속' 일정을 기입하고, 걱정할 장소와 시간
을 정해 이 시간에는 걱정 외에 아무것도 하지 않는다. 이 시
간 외에 걱정이 시작되면 약속된 시간을 상기시켜 주고 걱정의
주제를 넘겨라. 이 방법은 불안을 어느 정도 감소시켜 준다.
시간을 엄격하게 지키고 1일 30분 이상은 걱정하지 마라.

B. 걱정 노출

걱정 노출 동안 가능한 모든 최악의 결과에 대한 두려운 심상
들로 마음을 가득 채운다. 이러한 연습은 가장 당황스러운 생
각까지 친숙해지게 만들어 그러한 생각들을 쉽게 다룰 수 있게
되고 덜 당황하게 된다. 걱정 노출 8단계는 아래와 같다.

① 걱정 목록 작성하기
② 걱정 순위 매기기
③ 이완하기: 긴장이 빠져나가도록 깊게 숨 쉬고 이완을 시작
한다.

④ 걱정을 시각화하기: 25분 동안 걱정 목록에 있는 항목들을 생생하게 상상하라. 최악의 시나리오를 마음에 그려라.

⑤ 당신의 최고 불안 점수를 0점에서 100점 사이에 평정하기 : 상상 전에 60점은 생생한 상상을 통해 95점까지 극도로 불안하게 만들 수 있다.

⑥ 대안적인 결과 상상하기: 5분 동안 스트레스를 덜 주는 대안적 결과를 시각화하라.

⑦ 불안을 0점에서 100점 사이에 재평정하기

⑧ 반복하기: 최고 불안이 25점 이하가 될 때가지 3단계에서 7단계를 반복하라. 이 작업은 전반적인 걱정 수준을 감소시킨다.

【4단계 걱정 행동 예방법】

아래의 5개 단계를 통해 걱정행동을 예방할 수 있다.

① 자신의 걱정 행동 기록하기 : 출근 시간보다 1시간 일찍 도착하기

② 중단하기 가장 쉬운 행동을 선택하고 그 행동을 중단하였을 때의 결과를 예상하기: 출근 시간보다 1시간 일찍 도착하지 못한다면, 업무 마감시간을 맞추지 못해서 "게으름쟁이라

고 불릴 거야."라고 예상하였다.

③ 가장 쉬운 행동을 중단하기 그리고 그것을 새로운 행동으로 교체하기: 출근 시간보다 1시간 일찍 도착하기를 억제하기로 약속한 후, 최소 한 명이 출근하기 전에는 사무실에 출근하지 않기로 결정했다. 점점 빨리 출근해야 할 것 같은 긴급함을 느꼈지만 그 유혹에 저항하며, 대신 사무실에서 효율적으로 시간을 보내기 위해 시간표를 짰다.

④ 사전-사후 불안 평가하기: 그 행동을 중단하거나 적절한 새로운 행동으로 대체한 후 실험 전과 후에 불안을 '0'에서 '100'점으로 평정하라.

⑤ 다음으로 가장 쉬운 행동에 대해 2단계에서 4단계를 반복하기: 그다음 중단하기 쉬운 걱정행동을 선택한 후 이 단계를 반복하라.

❀ 생각중지법

생각중지법은 일상적으로 계속되는 걱정과 의심을 극복하게 해 주는, 재미있고 신속하며 쉽게 배울 수 있는 기법이다. 생각중지법은 다양한 유형의 강박 생각과 공포증적인 생각 과정에 효과적임이 입증되었다. 또한, 문제가 행동으로 표출되는 것보다는 인지적인 것일 때, 그리고 특정 생각이나 심상이 지속적으로 고통스럽게 만들거나 불쾌한 정서 상태를 만들 때 권

장된다.

⑴ 생각중지법의 성공 이유

생각중지법은 1928년 Bain이란 이름의 남성이 저술한 『일상생활에서의 생각 통제』라 불리는 작은 책자에서 최초로 소개되었다. 이러한 유형의 생각중지법이 성공할 수 있었던 이유로 세 가지를 들 수 있다.

- '중지'라는 명령어는 처벌로 작용하고, 일관되게 처벌받는 행동은 억제되기 쉽다.
- '중지'라는 명령어는 주의를 전환시켜 주고, 단호한 자기 지시는 강박 생각 및 공포증 유발 생각과 양립할 수 없다.
- 생각중지법은 주장적인 반응이고, 안심시켜 주거나 자기를 수용하게 해 주는 내용의 생각으로 대치될 수 있게 해 준다.

⑵ 생각중지법 5단계

- 1단계 : 스트레스를 주는 생각 목록 작성하기
빈 종이에, 이제 습관이 되어서 중지하기 어려운 고통스럽고 비합리적이며 쓸데없는 생각들을 적어라. 스트레스를 주는 생각 목록에 적어 놓은 각각의 생각에 대해 다음과 같은 질문을 해 보라.

- 이 생각은 비현실적인가?
- 이 생각은 역효과적인가?
- 이 생각은 자기 패배적인가?
- 이 생각은 통제하기 어려운가?
- 이 생각은 내가 집중하는 것과 정말로 하고자 하는 것을 방해하는가?

위에 나열한 질문들 중 한 번이라도 "예."라고 대답한 것이 있다면, 생각중지법은 당신에게 효과적인 기법이 될 수 있을 것이다.

▪ 2단계 : 생각 상상하기
눈을 감고 스트레스를 주는 생각이 발생할 가능성이 있는 장면을 상상하라. 강박적인 생각뿐만 아니라 정상적인 생각도 포함시켜 보라. 이런 방식으로 당신은 건강한 생각을 계속해서 흐르게 함으로써 스트레스를 주는 생각을 중단시킬 수 있다.

▪ 3단계 : 생각 가로막기
생각 가로막기는 처음에는 두 개의 "놀라게 하기" 기법 중 하나를 사용해서 이루어질 수 있다. 알람시계를 3분 후 울리도록 맞추고, 눈을 감은 후 2단계처럼 스트레스를 주는 생각에 대해 곰곰이 생각해 보라. 알람이 울리면 "중지!"라고 소리쳐라. 고무 밴드를 팔목에 감은 채 잡고 당겼다 놓기나 꼬집기도 병행하면 좋다.

■ 4단계 : 보조 기구 없이 생각 가로막기

명령어를 크게 소리치는 것으로 생각을 사라지게 하는 데 몇 차례 성공하였으면, 정상 목소리로 "중지!"라고 말하며 생각을 가로막아 보라.

정상 목소리를 사용하여 생각 중지에 성공한 후, "중지!"라는 말을 속삭이듯이 말하면서 생각을 가로막아 보라. 속삭이는 목소리로 충분하게 성공하였을 때, 속으로 명령어를 말하라. 이는 곧 타인과 같이 있을 때도 소리를 내지 않고도 생각을 중지시킬 수 있음을 의미한다.

■ 5단계 : 생각 대치하기

강박 생각 대신 긍정적이고 주장적인 진술문 또는 표적 상황에 적절한 심상을 만들어 보라. 예를 들어, 비행기 타기를 두려워한다면, "민간항공기를 타는 것은 가장 안전한 이동수단이야. 의자를 젖히고 앉아서 이완할 수 있어."라고 스스로에게 말하라. 그리고 목적지에 도착하여 완벽한 휴가를 즐기는 모습 또는 생산적인 사업상의 회의를 하는 모습을 상상하라.

⑶ 특별 고려사항

▪ 어떤 사람들은 중지 명령과 결합된 시각적 심상에 가장 효과적으로 반응한다. 중지신호를 시각화해 볼 수도 있고 또는 "중지!"라고 말할 때 스트레스를 주는 인지가 폭발되는 모습을 시각화해 볼 수도 있다.

▪ 첫 번째 생각 중지 시도가 실패하였다는 것은 매우 소거하기 어려운 생각을 대상으로 선택하였음을 의미할 수도 있다. 이러한 경우, 처음에 선택한 것보다 덜 침입적이거나 덜 무서운 원하지 않는 생각을 선택하라.

▪ 속으로 말하는 게 효과가 없거나 여러 사람 앞에서 큰 소리로 말하는 것이 당황스러울 경우, 간단하게 고무 밴드를 잡았다 놓거나 꼬집어라. 또는 손톱으로 손바닥을 누르는 방법도 있다.

▪ 중요한 것은 각 생각이 일어나면 곧바로 그 생각을 가라앉히고 다른 것에 집중해야 한다는 것이다.

▪ 생각 중지 및 호흡 그리고 채널 바꾸기를 실행하라.

▪ 생각중지법의 또 다른 변형으로는 제거하고자 하는 문장의 마지막 단어를 빼고 "중지!"라는 단어로 대치시키는 방법이 있다. "중지!"라는 말만 남을 때까지 그 문장의 마지막 단어를 "중지!"라는 말로 대치시키면서, 그 문장을 계속해서 반복하라.

❖ 안구 운동 기법

⑴ 지침

안구 운동 기법은 최근 또는 과거 사건들로 인해 발생한 불안을 관리하거나 통제하는 데 있어서 특히 유용한 기법이다. 이 방법을 통해 대뇌의 반대측을 연속해서 자극함으로써 부정적 생각을 중지시킬 수 있다.

Francine Shapiro는 스트레스 유발 사건을 생생하게 상상하는 동안 안구를 앞뒤로 신속하게 움직이는 것은, 고통스러운 생각 패턴을 중단시켜 주고 고통 경감과 연합됨을 발견하였다. 스트레스 감소를 위한 보조 수단으로 안구운동 기법을 사용할 경우, 약 3명 중 2명이 부정적 생각을 차단시키고 불안 및 스트레스 수준을 낮추는 데 성공하였다.

5단계의 안구 운동 기법에 익숙해지면, 이 기법을 만성불안에서 사건 특유적인 두려움에 이르기까지 모든 유형의 스트레스에 사용할 수 있다.

⑵ 안구 운동 기법의 5단계

■ 스트레스를 주는 생각 확인하기

고통을 주는 반복적인 생각, 심상 또는 기억에 집중하라.

■ 스트레스 수준 평정하기

0점에서 10점까지의 척도상에 당신의 스트레스 수준을 평정하라. 여기에서 '0'은 완전한 이완, '10'은 극도의 고통이나 공포를 나타낸다. 안구운동기법이 효과적이기 위해서는 5~6점이 좋다. 그 이상이라면 이완을 선행하라.

■ 스트레스 수준이 5에서 6점일 경우

머리는 가만히 둔 채 미리 정해진 두 지점 사이로 20번에서 25번 정도 안구를 신속하게 움직여라. 방이나 창문의 두 구석 사이로 안구를 신속하게 움직일 수도 있고, 무릎에 두 손을 올려놓고 두 손 사이로 신속하게 움직일 수도 있으며, 책상의 양측면 사이로 신속하게 움직일 수도 있다.

■ 스트레스 수준 재평가하기

신속한 안구운동을 마치자마자, 당신의 스트레스 수준을 재평정하라. 안구운동기법은 일반적으로 생각이나 심상에 집중하는 능력을 차단(또는 유의하게 감소)시켜 준다.

■ 반복 노출하기

스트레스를 주는 생각이 재발할 때마다 1단계에서 4단계를 반복하라. 안구운동기법을 사용할 때마다, 이 기법의 생각 중지

효과는 더욱 강력해지는 경향이 있다. 원하지 않는 표적 생각
이 다시 발생할 때마다, 안구운동기법으로 다시 공격하라. 처
음에는 10분 간격으로밖에 못했을 수도 있지만, 곧 훨씬 긴 시
간 동안 안도감을 얻게 될 것이다.